萌医生
科学孕育
在家庭

幼儿卷
（1—3岁）

毛萌 著

中华医学会儿童保健学组名誉组长
儿科学教授

四川大学出版社
SICHUAN UNIVERSITY PRESS

项目策划：邱小平
责任编辑：许　奕
责任校对：周　艳
封面设计：周　婧
责任印制：王　炜

图书在版编目（CIP）数据

萌医生科学孕育在家庭．幼儿卷／毛萌著．— 成都：
四川大学出版社，2019.12（2023.9重印）
　　ISBN 978-7-5690-3217-8

　　Ⅰ．①萌… Ⅱ．①毛… Ⅲ．①婴幼儿－哺育－基本知
识 Ⅳ．① R715.3 ② TS976.31

中国版本图书馆 CIP 数据核字（2019）第 266635 号

书名	萌医生科学孕育在家庭·幼儿卷
	MENGYISHENG KEXUE YUNYU ZAI JIATING·YOU'ER JUAN
著　者	毛　萌
出　版	四川大学出版社
地　址	成都市一环路南一段 24 号（610065）
发　行	四川大学出版社
书　号	ISBN 978-7-5690-3217-8
印前制作	四川胜翔数码印务设计有限公司
印　刷	四川盛图彩色印刷有限公司
成品尺寸	148mm×210mm
印　张	9.625
字　数	215 千字
版　次	2020 年 5 月第 1 版
印　次	2023 年 9 月第 5 次印刷
定　价	45.00 元

版权所有 ◆ 侵权必究

◆ 读者邮购本书，请与本社发行科联系。
　电话：(028)85408408/(028)85401670/
　(028)86408023　邮政编码：610065
◆ 本社图书如有印装质量问题，请寄回出版社调换。
◆ 网址：http://press.scu.edu.cn

四川大学出版社
微信公众号

给中国妈妈和孩子最好的照顾

　　我在美国从事新生儿和营养学研究已走过了40个春秋。在世界各地开展学术交流的这许多年里，我遇到了毛萌教授。毛教授是我学术生涯中数一数二的好朋友，将她执笔的这套《萌医生科学孕育在家庭》推介给读者是我巨大的荣幸。毛教授在儿童发育和营养领域投入的热忱、从事的研究和教学活动，一直深深印记在我的脑海中。我尤为欣赏她专注的从业精神，更敬佩她数十年如一日地向广大母亲和孩子传播以科学为基础的有用信息的那股子劲头。毋庸置疑，这套书真实反映了毛教授真切的关怀与全心的投入。从给生活在中国及相关地域的母亲和孩子送去最佳的、简单有效的指导的角度来看，本套书会做出非凡的贡献。

　　25年前，我在华西医科大学妇女儿童医院的电梯间第一次遇见了毛教授，她当时还是一名初出茅庐的儿科医生。自那以后，不曾间断的学术交流一直在促进我们友谊的成长。她朝着让母亲和孩子获得更先进的、更有效的护理和照顾方面迈出了一个接一个引人瞩目的步伐。每隔一两年，我都会造访她所在的医院。每一次，我都能见证她取得的进步，每一次，她都能达到更高的水平。我见证了她从助教到副教授再到正教授的飞跃，也见证了她从一名儿科主任到两所大型的妇幼医院院长的成长历程，这些进步快得惊人，恰恰也佐证了她本人尤为出色的学术天分。

她高昂的激情、内驱力和学术热忱，众所周知。更难能可贵的是，这些品质深深感染了她身边的人。我从她身上看到了出色的组织和管理能力、优秀的人际沟通能力。她的同事和学生从不同的角度给予她的支持和对她的爱戴都深深打动了我。前几年，当她的身体面临重大挑战之际，她依然能英勇地去完成工作，这些举动激发了她的同事和学生对她更加深切的欣赏和热爱。我本人对于儿科和儿科医生秉持着一种特殊的敬爱和赏识，我可以斩钉截铁地说，毛教授绝对是一名对孩子充满了关爱的模范儿科医生。

我们一直致力于创新。记得当她了解到由我在美国主编的《早产儿营养基础与实践指南》被誉为早产营养学的"圣经"时，便立即采取了措施，快速有效地组织起一支出色的翻译团队，促成了该书中文版的出版，并且在全国的新生儿病房广为传播、指导实践。从实际需要出发，她同时又促成并领导她的另一个团队，翻译了我们的《医学学术成功起步：研究·写作·演讲》一书，以激励和培养中国的年青一代医疗学术队伍。

我在职业生涯的最后十年，非常荣幸地与毛教授搭档，在美国辛辛那提儿童医院医学中心推动了来自中国的医疗界同仁和护士的培训工作。每年有大量的医生和护士获得来到辛辛那提儿童医院医学中心接受培训的机会。这一项目无疑是一个巨大的变革和进步，为中国的妇女儿童医院树立了典范。

我也在她组织、领导的全国性学术研讨活动和大型学术会议中目睹了她的热忱和激情。因此，我可以笃定地告诉大家，让普通民众获得母婴关怀和照顾方面的科学认知的工作，对于母婴的健康极为必要，也极其有用。如果要选择一个人领导大家一起努力，毛教授当仁不让。

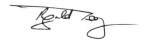

Reginald C.Tsang MD（曾振锚）
美国辛辛那提儿童医院医学中心荣退教授，
美国辛辛那提儿童医院前副院长、产前研究中心创办人、
儿科学会副主任，美国营养学院前院长

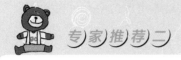

让父母与宝宝共同成长

毛萌教授撰写的《萌医生科学孕育在家庭》完稿了。这本书的面世将让千万个家庭受益。

毛萌教授是我的大学同学和多年好友。大学期间，她坚定地选择了儿科专业，导师是张君儒教授，华西儿科的创始人之一。新中国成立之初，君儒教授带着两个月大的小儿子和丈夫杨振华教授从加拿大历尽艰辛取道香港回国，回到母校——当时的华西协合大学从医执教的事迹，传为华西佳话。毛萌教授深受君儒老师的影响，服务于儿童健康事业，执此一念，坚韧不懈，追求卓越，成长为我国儿科界、儿童保健学界的知名专家，并培养了一大批儿科医学硕士、博士，成绩斐然。

毛萌教授在儿科保健领域非常有建树，除常规的医疗、教学、科研以外，她非常重视儿科科普教育。这套书籍共几十万字，每一个字都由她亲自执笔，融入了她三十多年来的临床经验。只有具备真才实学的大学教授、儿科专家，才能写出具有如此深厚学术底蕴又深入浅出的科普作品。整套书的设计十分用心，将备孕与怀孕、婴儿期、幼儿期分别按时间顺序著成三册，每一册又按主题娓娓道来，语言深入浅出，优美易懂。更重要的是，全书的内容都是目前年轻的夫妻十分关心的问题，迫切想知道的事项，知识点讲述准确，让大家不但知其然，且知其所以然，与宝宝一同愉快地成长。

备孕和怀孕期间，年轻夫妻更多的是与妇产科医生尤其是产科医生交流。《萌医生科学孕育在家庭》站在一个儿科医生的视角谈备孕和怀孕问题，从胎儿发育和健康的角度出发进行阐述，与产科医生的建议形成互补。对于宝宝出生后，书中详细地讲述了应如何激发宝宝体格和智能多方面的潜能，并从认知发展、社交能力与情感发展、语言与交流能力发展和运动能力发展四个维度解读宝宝的表现和成长，进而给出父母与宝宝互动的建议，具有很强的操作性和实用性。特别是书中关于智能成长的部分是当今家长非常关注，但其他同类书又比较缺乏的内容。

因此，我真诚地向爸爸妈妈们推荐这套书，相信你们一定会喜欢。

胡丽娜

重庆医科大学附属第二医院妇产科学教授、主任、博士研究生导师
重庆市医学会妇产科专委会主任委员

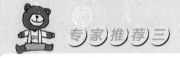

写给新手爸妈的实用育儿百科

毛萌医生是我的好友，也是我国儿童保健和儿童发育行为学界的顶级专家，曾主编我国供医学院校学生学习的专业教材，如《儿科学》《儿童保健学》《儿科专科医师规范化培训教材儿童保健学分册》等，并撰写了各种儿科学参考书，如《儿童保健与发育行为诊疗规范》等。得知她即将出版一套《萌医生科学孕育在家庭》，我便立即产生了先睹为快的愿望。

《萌医生科学孕育在家庭》这套书不仅是一名儿科医生一生从医经历的提炼和临床经验的总结，更是一位从事儿科工作多年的母亲写给新手妈妈的非常亲切而实用的育儿百科。这套书传达了一个重要的育儿理念：在孩子人生的初期，除了关注其身体的健康，更重要的是促进智能的良好发育，这将使孩子终身受益。

临床上常常看到许多准备怀孕的年轻夫妻，由于没有经验，加上缺乏专业指导，不清楚怎样进行日常备孕；也有不少已经怀孕的准妈妈，不知道怎样健康而开心地度过怀孕期，生一个健康的宝宝。这本书恰恰解决了年轻父母的问题。

宝宝出生以后，前三年是智能和体格发育的关键时期，年轻的父母想实现宝宝健康发育的愿望，就请阅读本套书。毛萌医生是一位知识渊博、对儿科工作精益求精、在学术上很有造诣的学者。更可贵的是，她不仅专业精湛，而且广播爱心，一直致力于将专业知识转化为深入浅出的能够帮助年轻父母进行家庭育儿的科普知识。新出版的这套书是她多年临床经验和临床实践的结晶，其中先进的育儿理念和结合实际的操作方法非常值得向社会和家庭推广。

年轻夫妻中的准妈妈准爸爸、已经有小宝贝的年轻父母，我相信这套书一定会给你们带来惊喜，丰富你们的知识，提升你们对育儿的兴趣并保持你们的好奇心。这种好奇和对智能成长的认知，将成为你们陪伴孩子的信心之源。

衷心祝愿《萌医生科学孕育在家庭》进入更多的家庭，陪伴孩子们健康成长。

王天有

王天有

首都医科大学附属北京儿童医院儿科学教授、博士研究生导师

中华医学会儿科学分会主任委员

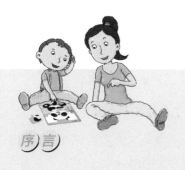

你也可以成为育儿专家

　　《萌医生科学孕育在家庭》共三册，经过近四年的撰写和反复修改，终于完稿了。

　　在30多年的从医生涯中，我一直留心观察经自己诊治或调理过的孩子，并得以与众多年轻父母交流育儿心得。虽然有一些年轻的爸爸妈妈也有照顾孩子的经历，但难以将其系统化传播。而更多的爸爸妈妈在面对养育的相关问题时不知所措，存在较多的误区。因此，我一直有一个心愿，就是将自己多年从医的经验和与全国相关领域（主要是儿童保健和心理咨询方面）的专家交流整理的各类信息集结成为能够帮助每一个家庭的育儿科普书。内容是百姓所需，文字简单易懂，方法实用可行，为忙碌的父母们设计和提供在家庭即可实践的育儿方法，帮助新爸爸新妈妈更加从容地面对和处理孩子处于婴幼儿时期的需求和病症，并在日常的陪伴中促进孩子的智能成长，让父母们也成为育儿专家。

儿童早期（一般指3岁前，又称"婴幼儿期"）的体格和心理行为发育是在家庭中完成的，而这个时期的体格和心理行为发育对孩子的一生将产生巨大影响。爸爸、妈妈、爷爷、奶奶、姥姥、姥爷或者其他的抚养者是孩子这个阶段的主要陪伴者，也是帮助孩子实现早期健康成长的关键人物。这套书便是以前沿的养育理念，通俗易懂的语言，简便而有效的操作方法为宗旨，将儿童早期养与育的知识和技能贯穿到父母及其他抚养者与孩子相处的日常生活中，帮助大家在享受快乐育儿时光的同时，实现孩子体格健全、潜能释放、智能持续提升的目标，为其一生的全面发展打下坚实的基础。真心希望《萌医生科学孕育在家庭》能够为大家提供所需要的信息和有用的建议，伴随每一个孩子健康成长。

　　在所有的育儿理念、理论、方法、技能中，爱是其中最不可缺的元素。我们不是圣人，但有对孩子全心的爱；我们不够全能，但可以尽自己所能；我们因养育子女而忙碌，但也忙中有趣。我们的孩子也许不是最聪明的那个，但可以是最健康、最阳光、最懂得包容与爱的孩子，是可以创造未来的一颗明星。

　　让我们一起来实现这个理想，现在就开始吧！

毛萌

2019年10月9日，于成都

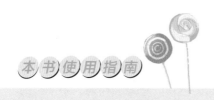

在这套书中，我将自称萌医生，与大家交流。

作为一名儿科医生，萌医生30多年来一直从多个角度关注婴幼儿的养育。31年前，我与另外两位医生一道，出版了第一本育儿科普书——《育儿备忘录》（1988）；之后又相继出版了《育儿新知》（1990）、《人体钙营养》（1999）和《孕妇指南——预防胎儿出生缺陷》（2003）三本书。

我的不断实践和对坚持全方位养育的深度思考，促成了这套书的编写。

《萌医生科学孕育在家庭》分三册，分别针对孕前和孕期、婴儿期以及幼儿期进行讲解。这套书有以下几个鲜明的特点：

● 紧扣实际。我收集整理了丰富的临床资料，积累了大量在临床工作中遇到的问题，并以有趣的方式来回答这些问题，为年轻的爸爸妈妈们排忧解难。

● 按时间顺序展开，便于查阅和学习。第一册讲解备孕和怀孕，第二册讲解婴儿期，第三册讲解幼儿期。

● 线索清楚，实用性强。按"生理发育、喂养与营养、常见问题与疾病、父母关心的问题和促进智能成长"的顺序，从五个主题出发与爸爸妈妈们交流，覆盖养育过程中涉及的主要问题，可作为家庭养育指导用书。

智能提升篇独具一格，放在第二册和第三册的最后部分。"促进智能成长"部分契合家庭早期教育的需求，从宝宝认知发展、社交能力与情感发展、语言与交流能力发展和运动能力发展四个维度，分表现形式、互动建议、注意事项三个部分对每一个行为表现进行释义分析，提出互动建议，在游戏和玩耍中促进宝宝智能提升，促进其早

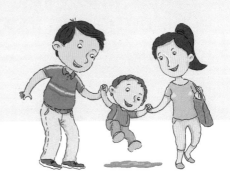

期成长型思维的建立。父母在与宝宝互动的实践中，会逐渐明白"智者弃短取长，以致其功"的道理，发现自己孩子的长处，并以正确的方式给予鼓励；同时父母们也会认同"君子立身，虽云百行，唯诚与孝，最为其首"的价值观，培养诚信、有爱心的孩子。

　　无论你是在备孕还是已经怀孕，无论家里有婴儿期的宝宝还是幼儿期的宝宝，父母们都可以从这套书中找到一些问题的答案。父母们可根据孩子所处的年龄段随身携带其中的一册，备孕期和孕期的年轻准妈妈和准爸爸可以从第一册开始阅读。这套书将在已经开放的微信公众号"萌知道"上进行更多的解读和补充，请大家关注。可实现线上对话的平台也在筹备中，以便读者们能够更方便地获取更多的信息，得到更多的帮助。

　　希望你们喜欢这套书，并从中获益。

目 录

02 幼儿早期发展
——促进智能成长 / 99

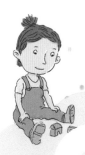

01

幼儿期体格生长
——家有儿女初长成

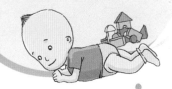

度过婴儿期以后，宝宝就满1岁啦！满1岁后至满3岁，是宝宝的幼儿期。幼儿期是宝宝的体格生长处于比较平和的时期，但这个时期是器官系统走向成熟、快速发育的重要时期，也是宝宝智能发育和认知能力形成的最关键时期。

婴儿期奠定了宝宝生长发育的基础，在婴儿期发育的基础上，幼儿期宝宝将建设"人生大厦"的雏形，将基本形成自我性格的框架，各种事件将潜移默化地在大脑深处烙下印记，这是成年后生活的坚实根基。

因此，幼儿期父母不仅要继续关注宝宝的身体发育，更重要的是，要关注宝宝情感模式的形成、积极心态的筑造、认知能力的成长。这个时期，父母以及养护人的行为将直接影响宝宝的行为，父母作为"教师"的作用更加突出。孩子将在你们的精心养育下，不断发育、成长，其成长的表现将令你们倍感惊喜。

家有儿女初长成。

- 宝宝进食出现问题怎么办？
- 如何训练宝宝如厕？
- 怎样预防龋齿？
- 宝宝有行为问题怎么办？

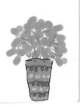

·生长与发育·

总体描述

从体形的生长发育来看，幼儿期宝宝的腿部仍然相对较短，躯干较长，腰椎前凸明显，腹部隆起。虽然整体生长速度比第一年慢，但幼儿期宝宝的神经系统仍然处于较为活跃的生长期，故充足的营养与适当的良性刺激对神经系统的发育非常重要。大脑的继续生长和神经髓鞘的生成与不断完善，使得宝宝在12~24个月这段时间里，头围增长达到了2厘米，同时也进一步奠定了认知发展、社交与情感发展的基础。

到3岁时，宝宝的头部、躯干与下肢的比例出现了明显的改变，腿部的增长使外形显得更为协调，更像一个"小大人"了。

部分宝宝在1岁时开始独立行走，但多为迈几步；大部分要到15个月时才能独立行走。父母要知道，更早地学会走路并不代表宝宝其他方面的发育也是领先的。

父母可能已经发现，最初宝宝学习走路时，双脚分开，膝关节和肘关节弯曲，身体向前倾，每走一步躯干都随着转动，脚尖向内或向外，且宝宝每走一步脚掌落地都要用很大力气，故表现为膝内翻的姿态。随着宝宝躯干与四肢的配合越来越协调，步态会更稳定，宝宝行走也更省力。宝宝练习几个月后，身体重心后移，行走时躯干更稳，膝盖伸直，双臂在身体两侧摆动以保持平衡。随后，宝宝抬脚时脚尖可朝前，能够停止、转身、俯身而不会跌倒。能够独立行走是宝宝运动能力取得进步的标志事件，表明宝宝的行动越来越具有独立性了，也代表发育进入了一个崭新的阶段。

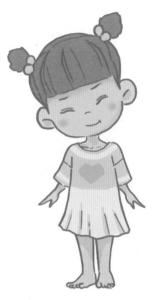

家有儿女初长成

不仅如此，幼儿期的宝宝需要更加丰富的营养，因此对食物各个方面的需求都发生了巨大的变化，而且宝宝对食物的兴趣大增，喜欢和成人吃一样的食物。

爸爸妈妈还可以观察到，宝宝的观察力、敏感度、活动范围和活动内容均与婴儿期大不相同了。由于学会了走路，宝宝的活动范围增大，好奇心与日俱增，表现出极强的"求知欲"。他们喜欢聆听大人的谈话，听见音乐可以跟着哼唱，总期待外出，在马路上看汽车，在草坪上肆意玩耍，在草地上晒太阳，在夜里看月亮，还喜欢看各种各样的动物，并产生与之玩耍的欲望。他们开始喜欢图画书，总想自己拿东西，想用最简单的语言和动作表达自己的愿望：宝宝越来越有自己的想法了。

需要特别提醒爸爸妈妈的是，这个时期是促进孩子性格形成的最重要时期。3岁前，宝宝会形成基本的心理状态和性格。1~2岁的宝宝随着在认知和行为方面不断完善，有时会表现出某种恐惧心理。爸爸妈妈用合理的方式鼓励宝宝并帮助他克服恐惧十分重要，比如自己走路、往下跳、上楼梯、接触新事物，等等。有的宝宝在不知不觉中就能做到，而有些宝宝却需要鼓励和帮助。

幼儿期生长的奇妙数字

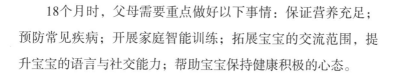

- 12个月时，宝宝的体重是出生时的3倍，身长已经达到78~80厘米，头围比出生时增加了10厘米。
- 24个月时，宝宝的体重是出生时的4倍，身高可达到90厘米左右。
- 36个月时，宝宝的身高在92~100厘米之间。
- 12个月时，宝宝可以独立行走。
- 18个月时，宝宝可以小跑。
- 36个月时，宝宝已经可以自由上楼梯了。

18个月时，父母需要重点做好以下事情：保证营养充足；预防常见疾病；开展家庭智能训练；拓展宝宝的交流范围，提升宝宝的语言与社交能力；帮助宝宝保持健康积极的心态。

更重要的是，父母要深知言传身教的力量，在日常生活中通过规范自己的行为来更好地引导宝宝。

幼儿期的宝宝已经具备了交流能力和表达能力，开始参与更多的社交活动。一般而言，宝宝满2岁时就可以进入幼儿园了。进入幼儿园，标志着宝宝正式加入集体，开始发挥和表现他的才能。这个时期，家庭与幼儿园之间的相互合作，可以让宝宝获得更多的认知体验，体会与人交往的快乐，敢于面对交往中的复杂局面并积极参与其中，从而激发宝宝对外界事物的喜爱和思考。

这个时期的宝宝开始不断地提出各种问题，并期待得到答案。父母必须时刻准备着为宝宝解答疑问。

幼儿期宝宝的体格生长

宝宝生理上的变化在幼儿期非常明显。父母会发现，宝宝不但在外表上长得越来越像自己，性格也出现某些与自己的性格相似的特征。可以说，在这一时期，宝宝不仅相貌特征越加明显，而且性格特征也开始显现。因此，宝宝在这一时期的每一分成长都会不断带给父母巨大的惊喜和感动。

幼儿期生长速度减慢

在婴儿期，宝宝平均每天体重增加20克左右，身长每月增加2~3厘米，头围每月增加大约1厘米。

进入幼儿期的宝宝，生长速度相比婴儿期明显变慢。因此，宝宝在1岁以后，生长曲线逐渐趋于平稳。幼儿期的宝宝每天平均增重约8克，身长每月增加约1厘米，头围在整个幼儿期增加2~3厘米。宝宝满3岁的时候，体重可以达到14~15千克，身高已经接近或超过95厘米了。

萌医生课堂

体格生长——体重与身高的计算

1~2岁宝宝的身高一般按照每月增加1厘米估算，总增长值为10~12厘米，满2岁时达到85~87厘米。

2岁时，我国城市儿童的平均体重为12~13千克；3岁时为14~15千克。

1~3岁体重计算：

体重（千克）=年龄（岁）×2+8

2~6岁身高计算一般用估算公式：

身高（厘米）=年龄（岁）×7+75（厘米）

影响身长增加的因素

一般说来，影响婴幼儿期宝宝身长增加的主要因素是营养和疾病，但短期的疾病或营养问题不会影响身高的增加，只有长期的、严重的营养问题或疾病才有可能对身长增加有影响。因为在这个时期，遗传因素对身长增加的影响还没有完全表现

01

幼儿期体格生长——家有儿女初长成

出来。宝宝长大后，即进入学龄前期尤其是学龄期以后，遗传、内分泌等因素对身高的影响才开始真正显现。

怎样评估此阶段的生长发育？

这是父母特别关心的问题。

由于在幼儿期，宝宝身长的增加比体重要稳定，以身长评价宝宝的体格发育就更准确些。就是说，这个阶段身长的正常增加比较重要。在日常的保健中，儿童保健医生更常用的是"身高的体重"这个指标，指的是不分年龄，以不同数值的身高计算的体重。如果宝宝长得比较高，体重就应该重一些才显得身材匀称；如果宝宝长得比较矮，体重自然就要轻一些。虽然身高很重要，但体重仍然是评估营养状况的重要指标。

幼儿期宝宝生长发育的常见问题

谈谈幼儿期的生长发育

幼儿期的生长发育体现在两个方面：一是体格与器官系统发育更加完善，二是基本心理行为形成。

体格与器官系统的发育与营养的关系最密切。幼儿期宝宝适当地运动，比如走路、玩耍、跳跃等，对体格发育非常有帮助。

幼儿期心理的健全与婴儿期心理发育相连接，不可分割。父母持续开展家庭早教，与宝宝互动，将认知与思维、语言与交流、情感与社交、运动与健康多个方面融入日常生活中，让宝宝快乐成长。同时，父母的榜样作用也更加强大。

因此，生长发育其实包括体格发育与心理的健全和完善。宝宝的体格发育如果出现了问题，只要父母适时调整，而不是抱怨或者放弃，在父母和保健医生的共同参与下，体格发育是可以得到改善的。

体重不增或增加不理想

体重不增或增加不理想的情况还是比较常见的。我国家庭普遍对宝宝的体重比较重视。我们评价体重的标准主要有两个：一个是这个月龄的宝宝应该有多重才是正常的，取的是一个正常值范围；另一个就是达到某个身高的宝宝应该有多重才是匀称的，取的也是一个正常值范围。所以，只要用以上任何一个标准评价宝宝，体重在正常范围以内，就不用担心。

如果宝宝的体重的确不够，但差得不多，在一个标准差以内，即比平均值低10%~15%，也不用太担心。体重不够，可能有以下几种情况：

突然出现的体重不增

突然出现的体重不增多与这段时间吃得不够有关。宝宝每日应该得到的总热量是从食物中来的。如果宝宝吃得少，体重增加自然就受到影响。如果宝宝以前进食没有问题，突然吃得不好，又没有其他的不适（如发烧、腹泻等），可能是以下原因引起的：食物种类的改变让宝宝感到不适应；宝宝的食谱中，食物搭配不当导致宝宝不喜欢；暂时的"厌食"。无论哪一种原因，父母都需要积极调整，改善宝宝的进食状态。

调整的方法包括暂时停止增加新食物，改变食物搭配，换回宝宝喜欢吃的食物，不强迫宝宝进食。开始调整后观察三天时间，期待宝宝自己做出自然调整。如果进食仍然不好，再咨询儿童保健医生。

宝宝可能生病了

宝宝在短时间内出现体重不增，还有可能是生病了。

有些宝宝消化道出现了问题，大便会随之出现问题，但不一定有发热或者腹痛，只表现为轻度的腹泻伴有腹部不适，并且不想吃东西。这时要注意大便次数是否增加，与以前的大便比较，大便的性状有没有改变，比如，是否是稀便或者水样便，便中有没有黏液，便中是否带血。如果宝宝只是大便次数增加，精神状态尚可，可以观察两天后再决定是否去医院；如果大便中黏液多，甚至便中带血，或者出现大量水样便，就有必要咨询医生。不要轻易给宝宝用抗生素。

有的宝宝可能腹部不适，甚至腹痛，引起烦躁、哭闹、拒食。这种症状持续两天以上，宝宝就可能出现体重下降。在上呼吸道感染时，宝宝身体不适，也不想进食。这两种情况父母都需要带宝宝去医院。

还有的宝宝可能出现了口腔溃疡等影响食欲的口腔问题，需要通过口腔检查查明原因，及时医治。有的宝宝长牙比较迟，长期处于长牙的阶段，对食物比较挑剔，这也是父母需要注意的。

生病后恢复期，需要时间追赶体重

宝宝因生病导致体重增加不够，在痊愈后，至少需要2~4周的追赶生长时间，才能恢复到病前的体重。所以，父母需要一定的耐心，给宝宝吃容易消化、营养丰富的食物，帮助宝宝增加和恢复体重。

体重增加一直缓慢，考虑宝宝自身的因素

如果宝宝一直以来进食量都比较小（婴儿期已经排除甲状腺功能减低），体重一直都不够或者处在正常体重值的下限，在排除了出生低体重或者小于胎龄儿的影响因素后，最好再用"身高的体重"这个指标来评价。如果体重还是不够，说明宝宝处于消瘦状态，需进一步检查，排除其他疾病引起的体重不增。

体重不增大多数都与营养不足有关，而营养不足最常见的是蛋白质-热能营养不足。每天摄取的总热量决定体重是否增加。所以，在宝宝出现体重不增时，父母应该首先计算宝宝每天摄入的总热量是否满足生长的需要，之后，再考虑是否有其他的疾病因素，如内分泌代谢性疾病等。

宫内发育不良通常表现为出生时的体重与胎龄不符，体重轻，医学上叫作小于胎龄儿。这部分宝宝出生后的营养要在保健医生的指导下给予特别重视，需制订详细的喂养计划。评价这部分宝宝，最好用"身高的体重"这个指标，而不是单看年龄的体重指标。

01

幼儿期体格生长——家有儿女初长成

11

超重或肥胖

孩子超重或肥胖是很多家庭面临的问题。父母需要帮助宝宝避免在婴幼儿时期体重过重或者肥胖。因为大量的研究已经证实，婴幼儿时期的超重或肥胖可能增加宝宝成年后肥胖和罹患代谢综合征的风险。

很多老一辈的父母，认为婴幼儿是越胖越好，越胖越可爱。殊不知，婴幼儿时期的肥胖为孩子今后的生活质量埋下了隐患。因此，宝宝的体重在正常值范围内，即在所在月龄儿的平均体重或者正负1个标准差范围内是最好的。

宝宝摄取的热量和能量消耗之间的不平衡会引起超重或肥胖。幼儿期宝宝的热量消耗主要包括基本代谢所需、生长发育所需以及运动所需。哪怕是轻微的热量过剩，只要持续存在就会不断累积而导致超重，继而肥胖。个体超重或肥胖是遗传、营养摄入、生长发育、体力活动和能量消耗相互作用的结果。环境因素在较大程度上影响热量的摄入和消耗，包括家庭可获得食物的水平、家庭食物种类的偏好、体力活动水平和不同活动的偏好、父母照顾宝宝的习惯，等等。

超重是指体重已经超过同年龄（同月龄）儿平均体重的30%。如果不引起重视，当宝宝的体重超过同龄儿平均体重的40%时，就是肥胖了。

幼儿期的宝宝避免超重或肥胖的关键是食物配搭合理和饮食平衡，也就是碳水化合物、蛋白质、脂肪三大物质的比例要适当，选择的食物要兼顾各种维生素和微量元素的量。幼儿期的超重或肥胖多与碳水化合物和脂肪的进食量过多有关，如吃较多的油炸类食物。我们在后面的进食与营养需求部分将详细讲明细节，在此部分更多地讲述肥胖可能带来的危害以及父母如何帮助宝宝预防或治疗肥胖。

身高不够（矮小）

身高是反映幼儿时期宝宝生长发育的重要指标。大多数年轻父母对身高的重视已经超过了对体重的重视。最终的身高更多地受到遗传因素的影响，即我们常说的"父母高则儿女长得高"。但3岁以前，遗传因素对身高的影响还没有真正显示出来，所以，这个时期幼儿的身高可以比较好地反映宝宝的生长发育状况。

我国儿童1岁时的平均身高在75~78厘米，个体在3%~5%的范围内波动均属正常；2岁时的平均身高为85~88厘米；3岁时的

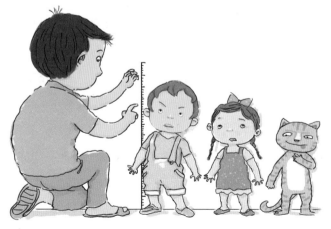

↳ 量身高

平均身高为93~95厘米，个体上下波动3%~5%均属正常。身高超过平均值5%以上的宝宝，可能与父母或家族的普遍身高比较高有关，也与宝宝的营养有关。如果身高低于该年龄平均身高的10%以上，应尽早寻求儿童保健医生的指导，找到生长缓慢的原因，进行饮食结构调整。但这个阶段产生的身高问题，大部分与某些营养素长期摄入不足有一定的关系。

如果喂养状况和营养摄入均正常，但宝宝的身高仍然明显偏低，除考虑遗传因素外，需要排除内分泌或代谢异常方面的原因。

不会走路、不喜欢走路

有少数的宝宝在应该走路的月龄很快就学会了走路，但有的宝宝不喜欢走路，喜欢让大人抱着，令父母十分头痛。其实这种情况，大多数是父母或者宝宝身边其他人的溺爱造成的。

有少数宝宝走路可能比较迟一些。在正常情况下，宝宝应该最迟在15个月时能够单独行走。如果宝宝在一开始学习走路时出现站立不稳、下肢姿势不对（如圆圈腿、两大腿向外不能并直等）、无力（如能坚持站立的时间很短、肌肉不能持续使力等），就需要去医院看医生（在婴儿期也有阐述）。如果以上表现均不明显，但宝宝在18个月时还是不会走路，就需要做一些必要的检查，排除神经系统和肌肉骨骼的问题。

在幼儿期，走路和奔跑是宝宝最主要的锻炼形式。锻炼能极大地促进运动系统和神经系统的生长发育，同时也是培养宝宝独立性的一种有效的方式。父母要有意识地鼓励宝宝自己走路，在宝宝感觉有些累了时，鼓励他再坚持走一段，以培养宝宝的意志力。当然，如果宝宝累了，走不动了，可以休息一会儿再走。

父母要保证宝宝在走路和奔跑时的安全。照看的成人要放手不放眼，要一直待在宝宝身边，以防跌倒，发生意外。

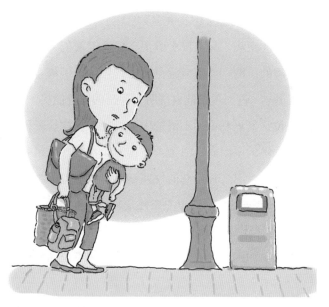

⮡ 不喜欢走路的宝宝

不说话、说话延迟或说话不清

父母对宝宝的语言能力十分重视，尤其是宝宝1岁以后，如果宝宝总是不说话，父母就会很着急。许多父母很早就开始教宝宝说话，并且希望宝宝能早说话。但如果父母不遵循孩子生长发育的规律，必然事倍功半。

绝大部分宝宝说出清晰的叠音词如爸爸、妈妈，都在10个月以后，说出完整的词语要在12个月以后。

宝宝说话延迟的原因有生理性延迟、听力障碍、构音障碍、患某些疾病（如自闭症、智力低下等）。

一般说来，只有大约5%的3岁以下的宝宝会出现语言发育迟缓，而在这5%的宝宝中，大多数宝宝只是说话时间延迟，而不存在器质性疾病。只有极少数语言发育迟缓的宝宝需要排除器质性疾病的可能。如果宝宝是听力问题造成了语言障碍，父母应该在更早一些时候就能发现听力障碍的相应症状。

部分说话延迟和说话不清的宝宝可能存在构音障碍，目前这种障碍发生的原因尚不清楚。在排除了器质性问题后，如果说话延迟或说话不清只是功能性问题，可以通过训练和干预完全或部分改进。如果宝宝2岁左右还是完全不能说话，就需要到医院排除一些与语言障碍相关的疾病。

对于长时间内行为有异于同龄宝宝且伴有说话延迟或说话不清问题的宝宝，应到当地儿童保健、发育行为儿科就诊。语言障碍大多数都可以通过科学训练得到改善，父母需多观察宝宝，尽早发现问题，尽早治疗。

· 进食与营养需求 ·

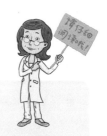

独立进食

15个月时，宝宝的动作协调能力明显增强。18个月时，宝宝的牙齿大部分已经萌出，因此幼儿期宝宝的咀嚼能力突飞猛进，同时此阶段味觉的发育也更加成熟，宝宝会很明显地表现出想尝试各种食物的愿望。

宝宝的双手更加灵活了，这为握持进食工具提供了条件。此阶段是培养宝宝独立进食能力的最佳时机，父母要提供丰富的食物，鼓励宝宝自己进食，帮宝宝养成不挑食、按时进食、自主进食的好习惯。

本阶段的进食特点

"吃"是一种行为，需要从小培养。幼儿的进食技能与婴儿期的训练有关，错过训练吞咽、咀嚼的关键期，或长期进食的食物过细，宝宝就会表现为不愿吃固体食物或不吞咽固体食物。如果婴儿期进食无规律，或从来没有自己动手拿东西吃，宝宝自我进食的能力就需从幼儿期开始从头培养。

进食技能与身体的整体发育有关。口腔、乳牙、吞咽等器官及功能的成熟，神经系统、精细运动和粗大运动的发育，使宝宝具备了动作协调的基础。进食行为学习过程使宝宝的生理发育、神经心理发育和运动发育状况得以展示，反过来又能促进宝宝主动进食。爸爸妈妈要遵循这一自然发育的规律。

进食的时间和量相对稳定

幼儿期宝宝的食欲相比婴儿期略有下降，虽然宝宝的体重上升了，但由于每千克体重所需的热量略有减少，故每天所需要的总热量与婴儿期相比增加不多，甚至基本相同，每天每千克体重大约需80千卡的热量，但此阶段宝宝个体差异明显，因此宝宝的进食量也会略有不同。由于神经系统和消化系统的发育，宝宝进食的时间相对固定下来，每餐进食的量也比较衡定。大多数宝宝在2岁前已经形成一日三餐，每天再加2或3次零食的习惯了。

食谱更加多样化

宝宝咀嚼能力提升，渴望得到更多不同的食物，因此在每天摄入总热量增加不多的基础上，让食物种类更加丰富就很有必要。食物的多样化不仅是宝宝的饮食习惯向成人转化的条件，更是其生长发育的基础，也是宝宝通过咀嚼促进颌面部发育的必要前提。

用餐的形式发生变化

1岁以后的宝宝可以自己抱着奶瓶喝奶。如果是10个月以后就开始训练用小口杯喝水喝奶的宝宝，此时可以自己用杯子喝水喝奶了。在大多数注重培养宝宝独立性的家庭里，大一些的幼儿宝宝已经可以和成人一起在一张餐桌上用餐了，但父母要记得为宝宝准备与成人不一样的食物。在这个时期，最好让宝宝自己动手进食，爸爸妈妈不要给宝宝喂食了。

训练宝宝自主进食比较有效而且成功的做法是：为宝宝准备好单独的带餐桌的餐椅，给宝宝洗手，戴上围嘴儿，安置在餐椅上，并将他的食物用合适的餐具放在他的小餐桌上，鼓励他开始学习使用勺子进食。这对培养宝宝眼、手、口的协调能力和手独立的协调能力非常有好处。一开始，宝宝可能用手

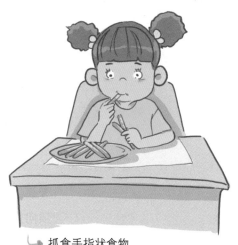

↳ 抓食手指状食物

去抓食物，父母可以暂时不干涉，在宝宝对自己进食产生兴趣后，再教宝宝使用工具进食。训练宝宝自主进食从满周岁开始，需持续1~3个月。

进食出现的新问题

宝宝该怎样进食？

在大多数独生子女家庭里，家长总是给宝宝准备一小碗煮好了的加了蔬菜、碎肉的米饭或面条（或其他食物），然后给宝宝喂食，并想方设法要宝宝吃下去，甚至追着宝宝，给宝宝唱歌，哄宝宝张嘴，然后填鸭式地把饭送到宝宝的嘴里。久而久之，宝宝就习惯了这种进餐方式，搞得一家人都围着宝宝转。到了2岁，该上幼儿园了，有些宝宝仍然不会使用餐具自己进食。

到底应该怎样让1岁以后的宝宝进食呢？

在宝宝具有自我进食的初步能力后，父母要找准时机，开始培养宝宝良好的进食习惯。

吃饭之前先坐下来，坐下后再开始进食。这一点很重要。最好的方法就是让宝宝坐在固定的餐椅上。

专心进食。专心进食可以培养宝宝对食物的兴趣。不要让宝宝一边玩玩具一边进食，也不要一边讲故事一边进食。

提供帮助进食的餐具。给宝宝戴上围嘴儿，将勺子、小碗、小盘准备好。让宝宝进食有一种仪式感，他会更加认真地对待吃饭这件事。

鼓励宝宝自己进食。将奶瓶给宝宝，教会宝宝抱住奶瓶吸吮。大部分宝宝可以在10个月时完成这个动作。之后，教宝宝用小口杯自己喝奶或者喝水。宝宝吃奶时不要打岔，防止分散宝宝的注意力，导致进食中断。在宝宝可以进食半固体或固体食物后，调整进食顺序，先让宝宝吃半固体或固体食物，然后再喝奶。这样不仅可以让宝宝吃饱，而且有利于食物的消化吸收。宝宝进食固体食物时，最好用塑料勺子。

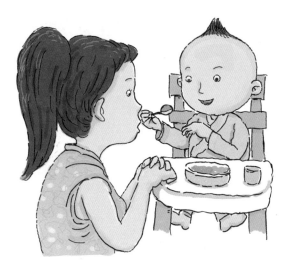

⤷ 自己进食的宝宝

配方乳吃多少合适?

在宝宝进入幼儿期后，有些爸爸妈妈就把主食改为面包、米饭、面条、抄手等，大大减少了宝宝摄入配方乳的量。理由是宝宝已经长大，应该多吃米饭和面食才长得快。

这种观点是不对的。

虽然幼儿期的宝宝可进食的食物种类已经大大增加，但传统中餐常常难以保证充足的钙质和蛋白质，故不能完全满足幼儿期宝宝生长发育的需要，尤其是骨骼生长发育的需要。此时，配方乳就能作为能量和营养成分的补充来源。12~24个月的宝宝，每天可以摄入500毫升左右的配方乳。24个月以后，由于食物更加多样化，配方乳可以减至400毫升。最好选用幼儿期相应月龄的配方奶粉，也可喝鲜牛奶。

怎样安排零食?

很多家庭一整天都在给宝宝吃东西，一会儿饼干，一会儿蛋糕，一会儿果汁，一会儿又是鱼汤……到了该吃正餐的时候，宝宝进食反而少，甚至不吃。

幼儿期是宝宝养成规律进食的最重要时期，度过这个时期，宝宝基本的进食习惯就形成了。如果在这个时期仍然让宝宝吃"零碎餐"，对宝宝的生长发育和生活习惯都会造成不良影响。

父母要清楚地明白一件事——随着宝宝长大，饱腹感和饥饿感都更能够刺激宝宝完善各种行为，当然最主要的就是进食行为。宝宝饿了的时候，就会找东西吃，饱了，就不再想继续进食，这是自然的生理反射。有些父母不同意这个看法，因为他们老觉得自己的孩子不知道什么是饿，该吃的时候不给他东西他就不知道要东西吃，会导致营养摄入不足。这种观点是不对的。习惯养成的过程中，饥饿是一种刺激，饱腹感也是一种刺激，接受刺激是生长发育所必需的。被剥夺饥饿感的孩子，很难拥有自我调整和主动进食的能力。

兼顾两者的最好办法就是按时进食，包括零食。幼儿期的宝宝一日三餐不能出现时间上的大幅调整。那么，零食可以安排在这三个时段：上午10点左右，下午3~4点，睡觉前一个小时。这三个时段都是可以安排零食的，但必须要有计划地给予不同量和不同种类的零食，让宝宝获得均衡的营养。

上午10点，可以给宝宝准备好水果，如香蕉、刮好的苹果泥或其他水果泥，一般一个中等大小的香蕉或半个苹果就够了；下午3~4点，可以给宝宝吃一些点心，比如一块饼干或一块蛋糕，再加一小杯新鲜果汁或者250毫升配方乳；晚上睡觉前，可以给宝宝喝一杯配方乳或其他的奶制品，大约200毫升。当然，父母可以根据宝宝的具体情况改变零食的种类，但量一定要控制，不能让宝宝吃得太多，进而影响正餐的进食量。

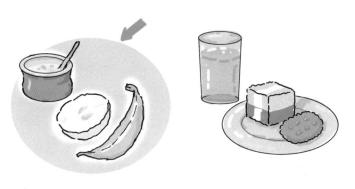

↳ 一天零食的安排

幼儿期的宝宝神经心理发育迅速，对周围世界的各种事物、人物都充满好奇，表现出很多不同的探索行为，这是非常值得欢喜的事情。但由于好奇心驱使，宝宝吃饭就变得不那么专心了。

原因一：宝宝想自己吃饭，而父母仍然坚持喂食。父母可能发现，宝宝在进食时也表现出强烈的自我进食欲望，如自己去抓抢食物，大一点的幼儿期宝宝则喜欢用勺子进食，虽然他还不能准确地喂进自己的嘴里。此时，父母如果忽略了宝宝的需求，坚持强迫给宝宝喂食，仍然按婴儿时期的方法给宝宝进食，宝宝就有可能表现出不合作的违拗心理和行为，影响宝宝进食。这样的父母属于控制型父母，他们总担心宝宝自己吃会吃不好、吃不饱。但在这个时期，父母要学会顺应宝宝发育的进程，给宝宝提供可以独立进食的环境和条件。发现宝宝有想自己进食的愿望后，要鼓励宝宝参与到自我进食的行为中来，满足宝宝自我进食的愿望，培养他独立进食的能力。无论宝宝的进食行为有多么可笑，父母都要鼓励，然后再纠正。

原因二：父母让孩子边玩边吃，想吃就吃。这种父母属于溺爱型。通常这种情况与父母喂食同时存在。父母边喂食，宝宝边玩耍或边看电视；或者父母边看电视边喂食；或者只顾自己的想法，不断给宝宝进食。专心进食对培养良好进食行为很重要，要避免宝宝边玩耍边吃饭。宝宝的注意力很容易被分散，如果在进食的同时玩玩具、看电视、唱歌，或者玩平板电

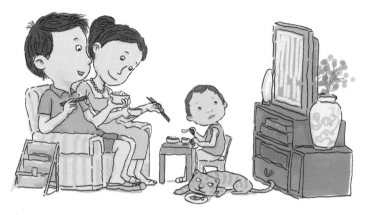

↳ 影响宝宝进食：边看电视边喂食

脑，就会降低宝宝对食物的注意力，使进食量下降，影响宝宝的营养摄入，而且对宝宝养成好的、健康的进食习惯非常不利。

原因三：宝宝情绪不好，拒绝吃饭。这就要求父母在餐前要保持良好的氛围，不大声吆喝，不争吵，不因宝宝的失误（如乱扔玩具）而训斥宝宝。和谐的氛围可以使宝宝进餐变得愉悦。

原因四：父母忽略宝宝的进餐信号、生理及情感需求。这种父母平时与宝宝的语言和肢体交流少，造成宝宝缺乏进食的动力和愿望。父母在培养宝宝的过程中，不能忽视宝宝，这对宝宝的体格生长和心理状态都是非常不利的。

原因五：零食太多，影响正餐进食量。幼儿期的宝宝零食明显多了起来，但父母要保证餐前至少一个半小时不给宝宝吃零食，以免影响正餐进食。为了避免宝宝自己拿零食吃，父母原因六：异物吸入。父母要避免进餐时逗宝宝，当宝宝大笑或大哭时，很容易误吞异物，如豆类、花生等。宝宝在主动进食时，很容易将小的东西往嘴里放，造成误吸，从而发生窒息。故父母要注意防范各种坚果、小物品被宝宝放入口中，阻止家中大一些的宝宝给小宝宝喂食容易吸入的小食物。临床上最常见的是花生、瓜子、板栗、硬糖等被误吸入气道，造成窒息，危及生命。这些东西都要远离宝宝。宝宝进食的全过程都要有成人陪伴。

其他原因：食物口感不好，如食物太硬，宝宝嚼不烂；食物单一，宝宝产生厌烦情绪；进餐时间间隔短，宝宝不饿，不想进食；宝宝生病了，影响食欲。父母通过积极示范激发宝宝想进食的兴趣和愿望。如果宝宝拒绝进食，并出现了其他症状，要及时看医生。

家庭成员的行为对宝宝进食有影响吗？

已有研究发现，幼儿期是宝宝学习能力极速增强的时期，由于学习能力的增强和周围环境的作用，宝宝选择食物和进食过程也会受到影响。进食过程又极大地影响宝宝长大以后对各类食物的偏好。如果宝宝的进食环境轻松愉快，宝宝对食物的喜爱会增加，对进食有好感。当宝宝不愿或者还没有准备好接受某种有营养的食物的时候，强迫进食会使宝宝更加不喜欢这种有营养的食物。

建议在进食时，关闭电视机，全家专心用餐；父母不要在吃饭时争论问题甚至吵架，营造良好、轻松的进餐环境；适时给予宝宝鼓励，增强宝宝自主进食的信心。同时父母需注意，这个时期的宝宝模仿能力极强，如果父母不好好进食，宝宝也会模仿哟！所以，父母要为宝宝做好榜样，带头进食，让宝宝也养成积极进食的好习惯。

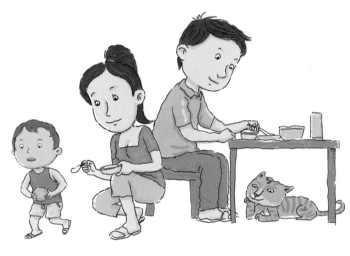

↳ 边吃边玩，父母喂食

怎样判断宝宝进食技能的提升状况？

在培养宝宝进食的过程中，食物的粗细必须循序渐进，这个过程是在训练宝宝的口感、咀嚼和吞咽的能力。不同月龄的宝宝经过训练之后，其应该具备的进食技能是不同的。父母可以按照以下顺序培养宝宝主动进食的能力，并判断宝宝进食能力的提升状况。

出生后6~8个月，也是引进半固体食物最初的2个月，这个时期应训练宝宝的咀嚼和吞咽行为。父母需要有计划地训练宝宝咬嚼手指状食物、用杯子喝水。

出生后8~12个月，父母应该开始让宝宝自己手拿奶瓶喝奶或者握住小口杯喝奶，训练宝宝双手握住物品的协调能力和手、口同时动用的配合能力。食物多样化可以让宝宝感受不同食物的质地。宝宝10个月大时，可开始学习用勺子自己进食。

在12个月后，进入幼儿期的宝宝开始断离奶瓶，刷牙，自己用小口杯喝奶，用手抓东西吃。此时，宝宝的舌体逐渐上抬，可以卷裹食物团块，而下颌的运动可以使食物团块在口腔内转动并移动到牙齿的切面，牙齿就可以咀嚼这些食物了。此时的宝宝就具备了咀嚼一定大小粗粒食物并将其吞咽下去的能力。这些均有利于宝宝降低口腔敏感性，增加口腔肌肉协调性，提升咀嚼能力。

到了2岁，幼儿舌体和喉下降到颈部，口腔空间增大，可控制下颌动作和舌向两侧的活动，咀嚼能力和吞咽能力继续提升。

所以，父母要有意识地在婴儿期的后期开始这种训练，最迟也应该在12个月时开始，这样才能保证宝宝进食能力的正常提升。

宝宝的食欲会有波动吗?

与我们正常成人一样，宝宝的食欲会有波动。幼儿期的宝宝在进食过程中已经有能力判断自己是否吃饱，这种判断可在一餐或几餐中表现出来。比如，宝宝可能早餐吃得多，午餐和晚餐吃得少。这种进食量的波动就是一种调节，提示宝宝有自主调节进食量的能力。

已有的研究表明，幼儿期餐间摄入量的差别可高达40%，但一日的总能量摄入相对恒定，波动幅度在10%以内。

当宝宝食欲波动太大时，要考虑食物的种类和可口度。父母不要突然大幅地改变食物的种类或突然增加多种宝宝以前没有接触过的食物，要一种一种地增加，让宝宝有一个适应的过程。

当宝宝食欲出现波动时，如果他玩耍正常，活泼如常，睡眠正常，大小便正常，就不用担心。重点是评估宝宝一整天的进食情况或者连续几天的进食情况。

怎样让宝宝营养均衡?

幼儿期是宝宝生长发育的重要时期，也是很多儿童时期常见疾病的高发期。宝宝每日的运动量增加也需要更多的能量支持。这就决定了宝宝需要充足而均衡的营养来保证健康成长，抵御疾病。

幼儿期宝宝需要的食物可以分为：蛋白质类，如牛奶、酸奶、奶酪、鸡蛋、鱼肉、鸡肉、猪肉、豆腐等；碳水化合物类，如米饭、面条、面包、蛋糕、饼干、麦片等；脂肪类，如食用油、奶油、肥肉等；水果蔬菜类。这些食物不但提供能量，而且提供各种生长发育必需的营养物质。

所谓营养均衡，就是蛋白质、碳水化合物、脂肪、维生素和矿物质的比例得当。只有做到了食物搭配得当，宝宝摄入的营养物质才能充足而均衡。

宝宝食欲不佳怎么办?

幼儿期的宝宝容易出现食欲不佳的情况。原因是幼儿期正好是饮食的过渡阶段,从以流质食物为主过渡到以固体食物为主,从比较单一的食物向多种食物过渡,从单一的口味向复杂的口味过渡。有的宝宝适应快,有的宝宝适应慢,这取决于过渡期引入食物的方式与宝宝的偏好。

如果宝宝进食状况一直不佳,父母要认真排查一下是否是以下原因引起的:两餐之间的时间太短;食物的味道不可口,太咸或太淡;上餐吃完后没有活动或活动过少;宝宝睡眠差,休息不好;饭前进食了过多零食;疾病;饭前哭闹,情绪不佳。

一般说来,只要避免以上因素,宝宝就可以很快恢复进食。但如果找不到原因,就应该去医院儿童保健科就诊。大部分食欲不佳的情况是可以在家里处理好的,就是说,只要宝宝不是因为生病而不吃东西,而是单纯地吃得不香或拒绝吃饭,父母不必过于担心。

> 宝宝食欲不佳可以通过以下方法调节

缓慢过渡。如果在婴儿期的时候没有及时引入多种食物,尤其是半固体食物,在幼儿期时,就不要急于添加固体食物,要等宝宝适应了半固体食物后再开始添加固体食物。宝宝不能多吃固体或半固体食物时,可以用配方乳补充宝宝的营养和能量。

激发宝宝进食的兴趣。宝宝喜欢自己动手。自主进食的欲望是与生俱来的。父母可以利用这种欲望，准备好可供宝宝用手去抓的食物，并在此过程中给宝宝示范如何将食物放入口中，让宝宝模仿。大部分宝宝可以通过几次的训练后学会将食物放入口中，并喜爱上这种进食方式。但有的宝宝怎么做都不行，只喝配方乳，就是不吃这些食物。这个时候，父母需要更多的耐心和信心来帮助宝宝完成过渡。

发现宝宝喜欢的口味。用宝宝喜欢的食物去唤醒宝宝的食欲，但不能一味地只给宝宝吃这种口味的食物，以免养成偏食的习惯。

饥饿法。当宝宝无论如何都不进食，又没有生病，精神状况正常的时候，父母就可以采用饥饿法，两顿饭中间不给宝宝进食。一般说来，大部分宝宝饿了以后，会表现出寻找食物的行为，这个时候，就是给予宝宝食物的最佳时刻。但也有少数宝宝，饿一顿还不行，一直要饿到第二顿以后，在饥饿感十分明显时才开始进食。总之，父母要善于把握时机，激发宝宝进食的欲望。

宝宝偏食怎么办？

所谓偏食，就是宝宝只喜欢进食少数几样食物，拒食其他食物。例如，有的宝宝不吃水果或只吃某种水果，有的宝宝不吃蔬菜，有的宝宝不吃某种肉食，有的宝宝不吃米饭或者面条，有的宝宝只对甜食感兴趣或者对某种味道的食物感兴趣。

幼儿期的宝宝很容易偏食，父母要及时予以纠正。否则，偏食可能影响到宝宝一生的进食行为。

首先，要按时给满6个月的宝宝引入其他食物。6个月以后是促进宝宝味觉发育的重要时期。婴儿期引入其他食物的目的是完成婴儿过渡期的食物转换，在合适的时间刺激味觉的发育，故食物转换程度与宝宝的偏食行为有关。婴儿期接触过的食物对接下来的幼儿期宝宝尝试更多的食物具有很大的帮助。父母在给宝宝引入其他食物的过程中，要注意多样化，培养宝宝对各种食物的兴趣和感受。

其次，引入的食物和烹调方法要适合宝宝的月龄特点，尽量避免因烹调的原因造成宝宝多次拒食，这容易进一步造成宝宝拒食新的食物。如果宝宝拒食某种食物，爸爸妈妈可试着改变烹调方式，并在色形味上多变化，帮助宝宝建立对不同食物的兴趣。当宝宝可以自己进食时，放手让宝宝自己动手，他会吃得更开心。

再次，不吃或少吃零食也很重要，尤其是在吃饭前。宝宝感觉有点饥饿时进食，比较容易进入状态，对食物的兴趣也就自然而然地形成了。

最后，要养成比较好的进食行为。吃饭时不打岔；父母做榜样，好好吃饭；孩子不进食或拒绝进食时不强迫，减轻孩子对食物的厌烦情绪；鼓励孩子自己进食并形成良好的氛围。

如果宝宝已经出现了偏食的情况，父母就要有意识地逐渐添加不同的食物，鼓励孩子进食，帮宝宝慢慢改掉偏食的坏习惯。

宝宝不吃饭怎么办?

幼儿期宝宝不吃饭的频率比婴儿期宝宝要高,这多数是饮食的多样化、不良进食行为以及父母认识上的偏差引起的。

有些宝宝本来吃得少些,长得矮些,比如家族性矮小,但父母却希望宝宝多吃些,长高些,强迫宝宝进食,导致喂养困难,宝宝甚至会拒绝吃饭。此种情况下,爸爸妈妈要自我反省一下,揠苗助长是没有用的。

有大约50%的父母常常忽略宝宝的饥饿信号,并且在宝宝没有进食愿望时采用强迫、惩罚或者不恰当的奖励等方式来促进宝宝进食,久而久之,影响宝宝进食的愉悦感。有的父母常常不顾宝宝的生理和情感要求,该提供食物的时候不及时提供食物,造成宝宝进食问题,比如抗拒进食,进而激怒父母,影响亲子关系。还有些溺爱型的父母总是迁就宝宝,造成宝宝严重偏食或进食没有规律,影响生长发育。

部分宝宝主要表现为不认真进食,特别好动,每次吃得不多,但吃的次数多,这也会影响到生长。如果在进食过程中父母经常强迫宝宝进食,甚至打骂,易使宝宝出现行为问题,比如躲避、退缩、攻击、抑郁,甚至影响认知发展。

要改变宝宝不吃饭的坏习惯,可以每次吃饭按照四部曲展开:坐下来(单独的吃饭桌),提供餐具(包括戴上围嘴儿),专心进食(关闭电视、不玩玩具、不玩手机、不讲故事),鼓励宝宝自己进食(不用担心宝宝会把桌子搞得一片狼藉)。反复强化四部曲就可以逐渐改善宝宝的进食行为。

幼儿膳食安排

平衡饮食的原则

平衡饮食的概念可以简单地理解为身体得到了需要的营养物质。平衡饮食是一种既关注重点又兼顾各方面的饮食习惯。就幼儿期而言，平衡饮食是三大物质的充足和微量营养素的充足。三大物质是指碳水化合物、蛋白质和脂肪。微量营养素是指各种维生素和微量元素。在给宝宝补充营养的时候，父母需要注意以下几点：

（1）在提供充足的三大物质后，宝宝其实已经获得了绝大部分微量营养素，理论上是不需要单独补充微量营养素的。

（2）维生素D需要补充至2岁，每日摄入400国际单位。如果父母给宝宝补充的是维生素AD制剂，那么宝宝同时得到了剂量合理的维生素A。维生素A的摄入量需要计算。

（3）钙元素对骨骼和肌肉的发育非常重要。幼儿期每天摄入的钙元素应达到600毫克，食物补充不足的部分可通过钙剂再补充。宝宝每天饮用的500毫升牛奶中含有500毫克左右的钙，每100克瘦猪肉只含有14毫克的钙，100克豆浆含钙量为25毫克。

（4）铁元素和锌元素有必要时才补充。

（5）不提倡盲目地给宝宝补充各种营养品。

养成规律的饮食习惯

幼儿膳食中各种营养素和能量的摄入需满足该年龄阶段宝宝的生理需要。

父母需保证宝宝每日摄入蛋白质的总量在40克左右（每千克体重2.3~3克），其中优质蛋白质(动物性蛋白质和豆类蛋白质）应占总蛋白质的1/3~1/2。蛋白质、脂肪和碳水化合物产生能量的比例分别为10%~15%、25%~30%、50%~60%。宝宝的膳食安排需合理。12~18个月的宝宝四餐(奶类为主两餐，主食为主两餐）二点（两次零食加餐）比较合适。18个月以后，父母可以增加每顿饭的量，减少一次睡前主食，变成三餐二点。频繁进食、夜间进食、过多饮水，均会导致幼儿期宝宝进食规律的改变，最终影响食欲。

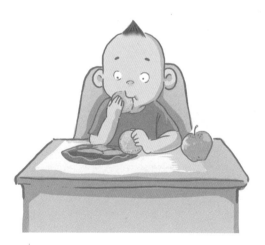

↳ 自己进食零食的宝宝

　　培养此阶段宝宝良好的生活习惯和进食技能。进餐时间最好控制在25分钟以内，不要超过半小时，绝对不要边吃边玩。如果宝宝不好好进食主餐，中途可以不给零食，让宝宝感受饥饿，端正进食的态度。

饮食的具体安排及举例

- 早上7~8点：正餐早餐
- 中午12点：正餐午餐
- 下午6点：正餐晚餐
- 晚上10点：正餐睡前餐
- 上午10点和下午3点至4点：零食

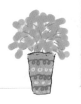

　　在下方三个阶段的饮食举例中，所计算的热量略高于实际，父母可以按照每千克体重80千卡左右的标准来计算宝宝每天真正的热量摄入值。

表2-1　1岁到1岁半的宝宝饮食举例

时间	食物	量
早上8点	牛奶	180毫升
	维生素AD制剂	1粒
	鸡蛋	1个
	小馒头（20克）	1个

热量：约为230千卡

时间	食物	量
上午10点	香蕉或苹果	半个

热量：约为40千卡

时间	食物	量
中午12点	烂饭	半小碗 （逐渐增加至一小碗）
	碎肉（任何肉）、碎菜（内含食用油）	2汤匙

热量：约为230千卡

时间	食物	量
下午3~4点	牛奶	150毫升
	蛋糕	一小块（约10克）

热量：约为130千卡

时间	食物	量
下午6点	碎面条	半小碗 （逐渐增加至一小碗）
	碎菜、鸡蛋花或碎肉	2汤匙

热量：约为260千卡

时间	食物	量
晚上8~9点	牛奶	200毫升

热量：约为130千卡

依照以上食谱，如果按照宝宝体重为12千克计算，每日摄入的总热量约为1000千卡，相当于每千克体重80~85千卡。其中，摄入奶量为530毫升。

表2-2　1岁半至2岁的宝宝饮食举例

时间	食物	量
早上8点	牛奶 （或白米粥加食用油、盐）	180毫升（1碗）
	鸡蛋	1个
	馒头（或甜饼干）	1个（2块）
	维生素AD制剂	1粒
热量：约为230千卡		
上午10点	香蕉或苹果	1个
热量：约为80千卡		
中午12点	菜肉馄饨或碎肉菜软米饭	1碗
热量：约为300千卡		
下午3~4点	牛奶或豆奶 （或代乳品食品）	200毫升（40克）
热量：约为130千卡		
下午6点	米饭或面条	1碗
	肉丸子或豆腐肉丸子	6个
	碎菜	一小碟
热量：约为350千卡		

按照此食谱，全天摄入热量约为1110千卡。按13千克体重计算，平均每千克体重约摄入85千卡。其中，牛奶的摄入量为380毫升。如果宝宝睡前进食，可给牛奶150毫升。

妈妈可以参照18~24月龄宝宝的食谱调整宝宝的饮食。2岁后的宝宝开始进幼儿园，故早餐的时间有所提前，一般从8点提前到7点或7点半。

表2-3　2岁至3岁的宝宝饮食举例

时间	食物	量
早上7点	牛奶	250毫升
	馒头	1个（30~40克）
	鸡蛋	1个
	维生素AD制剂	1粒
热量：约为350千卡		
上午9点	香蕉或苹果	1个
热量：约为80千卡		
中午12点	软饭	1碗（约60克大米）
	碎肉、菜	半小碗
热量：约为340千卡		
下午3点	豆浆	200毫升
	甜饼干	2块
热量：约为150千卡		
下午6点	面条	1碗
	碎鱼肉	50克
	番茄	50克
热量：约为350千卡		

以上总热量约为1270千卡，按15千克体重计算，平均每千克体重摄入量约85千卡。

每个家庭的饮食习惯是不一样的。父母完全可以根据自身情况进行调整，使宝宝的饮食更多样化。

宝宝食谱举例

土豆泥饼

【原料】土豆500克，糯米粉50克，白糖50克。

【做法】先将土豆洗净，放入锅里加水煮熟后捞出，去皮，用勺子将其压碎。再加入糯米粉、白糖拌匀，做成圆饼，放入蒸笼上汽后蒸大约5分钟。如果不加白糖，也可改为加精盐8克和奶油50克，味道也很不错。

碎菜粥

【原料】大米20克，碎菜30克，盐、橄榄油少许。

【做法】将大米洗净，放入锅内，加水200~300毫升（如果用水蒸锅，水不蒸发，煮粥一般20克米加水120毫升足够了，用煮锅的话可以水稍多一些），烧开后改小火继续，煮至米烂。此时粥已经变稠，放入碎菜，待菜软后，加入少许食盐和橄榄油即可。

鱼 松

【原料】鱼、盐、白糖、料酒、酱油。

【做法】先将鱼蒸熟，去骨去皮（可以买大一点的鱼，用鱼肚子的肉就比较好去骨），将肉弄碎放入炒菜的锅（最好是不粘锅）中用小火边烘边炒（开始火可以大些，待水分基本干后转小火慢炒），至鱼肉香脆时，加入适量的盐、糖、料酒、酱油等调味品，鱼松就做好了。

注意：给宝宝吃，可以不加料酒。

肉 松

【原料】瘦肉、糖、酱油、食用油。

【做法】将瘦肉切成手指头粗细的条状，再放入锅中小火煮烂，待锅里剩极少的汤时，将其倒入不粘锅中翻炒，边炒边将肉按散，汤干后转小火烘炒，并放入适量的糖和酱油。待肉即将变干时，加入一点食用油，可防止肉粘在一起，又可增加香味。等到水全干，肉变得松软，有香味时就可以出锅了。

糖醋丸子加菜叶

【原料】猪肉150克，大白菜嫩叶50克，酱油10克，醋25克，糖50克，淀粉5克，精盐1克，油适量，姜末3克。

【做法】将三成肥、七成瘦的猪肉剁成肉末，放入碗中，加入盐及水（约25克）搅拌均匀，搓成丸子。然后将适量油倒入锅中烧热，约五成热时，将肉馅做成的肉丸子下锅，炸至外

幼儿期体格生长——家有儿女初长成

壳硬，呈浅金色时捞起。将剩余的油倒出。在锅中放入姜末，炒出香味，放入菜叶炒几下，加入沸水约150克及酱油、白糖，烧开后，加入50克水淀粉，用勺搅拌，待再烧开时，放入肉丸子和醋，迅速翻炒几下，使糖醋裹均匀后起锅装碗。

豆腐素丸子

【原料】嫩豆腐500克，精盐10克，1个鸡蛋的蛋清，青菜叶15克，干淀粉50克，芝麻油15克，葱姜末各5克。

【做法】将嫩豆腐放入大碗内，放入7.5克盐和葱姜末，调成泥状，再加入鸡蛋清和淀粉搅匀。将装有1500毫升水的锅烧开，将豆腐挤成桂圆大小的丸子入锅，丸子漂起后捞出待用。可放入冰箱分次加工食用。再将锅内放入大约300毫升水烧开，放入豆腐丸子和青菜叶，放入少许盐，煮熟后倒入碗中，加入一点芝麻油即可。

营养面条

【原料】挂面50克，虾2只，鹌鹑蛋1个，菜叶2片（根据菜叶大小增减）。

【做法】先将挂面掰成两寸长的小节；将虾洗净去头去皮，再去掉背上的黑线，剁碎备用；鹌鹑蛋打散备用；菜叶洗净切碎备用。水开后放入挂面，煮软后放入碎菜叶，煮软，再放入虾泥，待虾泥变色后，加入打散的鹌鹑蛋，搅拌均匀，盛出。加入少许酱油、几滴香油或橄榄油，一碗香喷喷的营养面条就做好了。

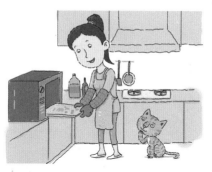

为宝宝做饭的妈妈

萌 医 生 课 堂

关于进食的提示

进食是一种自然行为，就像走路一样，要让宝宝自己完成。将每顿需要吃完的饭和菜一次放在宝宝的餐桌上，帮宝宝养成不剩饭的好习惯。

向宝宝提供完整的餐食，不要把水果放到后面作为餐后甜点。提供的食物要适量。记住，正常幼儿的食量仅仅是成人的1/4，但所需热量是成人的一半。所以，提供的食物所含单位热量要较高。

不要逼迫宝宝"必须吃完"。宝宝会自动调节控制食量，如果他没有把盘子里的东西吃完，大概是已经饱了。这个现象提醒父母需要调整给宝宝的食物量，做到盘子里不剩食物。

不要用其他食物作为奖励。

习惯培养和安全事项

　　帮助宝宝养成好的生活习惯，不但对宝宝的身体健康有好处，而且可以让宝宝通过有规律的好习惯逐渐拥有良好的精神状态，从而保证宝宝拥有足够的精力和好奇心去探索世界，这非常有利于宝宝的智能成长。

　　好习惯的关键是规律。睡觉起床、一日三餐、零食水果、游戏玩耍、读书听故事、运动锻炼以及大便小便，都需要在规律中渐渐变成习惯。有的父母不同意这个观点，认为只需要顺应宝宝自己的生理状况就可以了，饿了就吃，困了就睡，该拉则拉，想玩就玩，顺其自然。殊不知，真正做到饿了能吃好，困了能睡好，想拉就拉得出，想玩能玩出名堂，就是我们需要的规律。所谓培养好习惯，不是说要你强加给宝宝任何习惯，而是根据宝宝的生理发育，让宝宝真正饿了能够得到吃的，该睡的时候能够有安静的环境，定时拉大便，身心舒畅，从而能够更开心地玩耍和探索。帮助宝宝形成良好的生活习惯需要父母多用心，并且一直坚持。

睡眠是人一生中相当重要的事情。如果宝宝睡眠不好，健康也会受影响。睡眠问题还可能导致宝宝出现情绪和行为问题，甚至影响认知发展。因此，幼儿期养成良好的睡眠习惯对宝宝的成长至关重要，也会为宝宝一生的健康打下良好的基础。

睡眠问题的表现形式是多样的，在幼儿期多表现为入睡问题，近五分之一的有睡眠问题的宝宝都是入睡问题，部分宝宝还表现为夜惊，极少数表现为梦魇、夜游。

一般说来，婴儿期睡眠好的宝宝，到了幼儿期一样睡眠好，婴儿期睡眠不好的宝宝，大部分可以通过幼儿期的调整改善睡眠状况，但也有少数例外。

什么是好的睡眠呢？好的睡眠有三个特点：有规律、睡眠时间足够和睡眠有深度。

父母怎样才能通过日常生活，帮助宝宝获得好睡眠呢？最关键的一点是规律。父母要在固定的时间段让宝宝上床睡觉，包括午觉。但这种规律的建立与进食、玩耍、排便等形成规律均有关系。睡眠时间是指每天总共睡多少个小时、每次睡多长时间。睡眠质量是指宝宝睡着后是否安稳、不惊不闹。如果三个方面都做得好，宝宝的睡眠就是合格的。

要做到这三点，需要父母协助宝宝。

首先是习惯的养成。每一个宝宝出生后的生活习惯其实都是父母"强加"给他的。如果父母一开始就清楚这一点，合理安排宝宝的生活，那么宝宝的生活规律自然就养成了。比如，可以每天睡前给宝宝讲一个小故事或读书，时间不超过3分钟，养成习惯，宝宝知道讲完故事就该睡觉了。幼儿期宝宝每天的睡眠至少要达到11个小时。1~2岁的宝宝可能稍微多些，达到11~14个小时。晚上9点睡觉，早上7点左右起床，为10个小时。白天的睡眠主要在中午，大约2个小时比较合适。宝宝在每天比较固定的时间上床，大脑就会形成固定的生物钟，宝宝就容易进入睡眠状态。

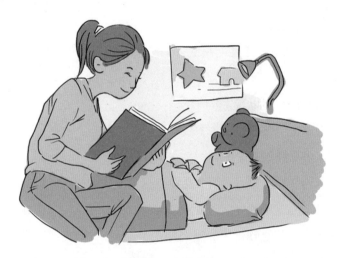

↳ 睡前给宝宝讲故事或读书5分钟

其次，保持睡眠环境安静是保证宝宝睡眠时间和质量的另一个很重要的条件。空气质量也直接影响宝宝的睡眠，所以保证空气流动通畅可以使宝宝在睡眠期间得到足够的氧气，促进身体的新陈代谢。

宝宝在2岁前（睡眠不是很理想的宝宝在3岁前）睡觉最好用纸尿裤，而不是定时给宝宝把尿。打断睡眠对宝宝的再次入睡有时会有影响，但因人而异。宝宝再大一些后，比如在学龄前期，晚上可以叫醒宝宝解小便。

如果宝宝睡眠不好，总是在夜间吵闹或惊醒，就需要到医院就诊。有的宝宝可能还需要做一些检查，若问题严重，则需相应的治疗。

排便

排便是宝宝新陈代谢中重要的一环。排便好，宝宝吃饭香，身体也好。

宝宝排便的状况各有不同。幼儿期宝宝排便情况的差异比较大。有的宝宝到幼儿期后，每天就只解一次大便，而且多在早上。这种情况是最好的。但很多宝宝每天解两次大便，早上一次，近下午一次，也很正常。即使宝宝每天解三次大便，只要性状是正常的软便，基本成形，也没有问题。每日解便次数的多少和大便的形状，与饮食的种类和量都有关。

父母需要通过仔细观察来判断宝宝是否排便出现困难。如果宝宝不是每天解便，而是两天或三天甚至更长的时间解一次便，每次解便时很困难，甚至痛苦，父母就要考虑排便困难或便秘。即使宝宝每天排便，但每次排便时都很困难，也属于排便困难。宝宝偶尔排便困难父母不必惊慌，但一定要及时处理。宝宝多次排便困难如果不及时处理，就有可能转为便秘，处理起来就比较棘手了。

怎么处理排便困难？首先要查找原因。如果仅是与饮食有关，调整食物结构后大便可以很快恢复正常。如果暂时找不到原因，可以增加含碳水化合物和含高纤维素食物的比例，可多吃水果和蔬菜，停止进食油炸食物。如果调整后效果不好，则需要用药，具体的用药听取医生的意见。开塞露不要自行使用，也不要轻易使用，要在医生的指导下使用。也可以补充益生菌使大便变得松软。以上措施只需在宝宝出现排便困难时使用。经常使用药物可能造成依赖，排便困难或便秘就可能成为长期的问题。

长期的排便困难需要积极查明原因。如果找不到原因，就应该积极改善生活状态。调整饮食结构，养成规律的进食习惯，多喝水、多活动，保证睡眠，定时排便等，能促进或保证每天的正常排便。

选择玩具的原则

玩具是幼儿期宝宝的好朋友。为宝宝选择合适的玩具，可以增强宝宝的兴趣和好奇心，促进宝宝智力的提升，并有助于培养宝宝的观察力，增加宝宝的活动量，帮助宝宝稳定情绪，对宝宝的社交、心理、身体、情感发育都非常重要。玩具是发展学习能力的工具。

不同性别的宝宝喜欢不同的玩具。男孩喜欢坚硬的坦克、飞机、机器人、冲锋枪等，女孩喜欢芭比娃娃、家庭组合等。

但有的玩具是所有的宝宝都比较喜爱的，如玩具熊、积木、拼图等。萌医生提供几个选玩具的原则供父母参考。

● 玩具不能太小，也不能太大。玩具体积小了，宝宝玩起来不方便，而且宝宝放入口中容易引起窒息；玩具大了宝宝又握不住。

● 玩具色彩要鲜艳，但色彩不要太多，一般一个玩具有三种颜色比较合适。宝宝月龄越小，单个玩具的色彩就要越单一。

● 玩具的复杂程度要适合宝宝的月龄或年龄。如积木、形状分类玩具、颜色分类玩具，等等，适合2岁前的宝宝；拼图或其他拼接玩具较复杂，适合2岁以上的宝宝；也有的宝宝精细运动发育早些，很早就可以玩拼接或者穿插玩具了。

● 最重要的就是玩具要安全，既要防止吞咽，又要防止划伤。掉漆的玩具不能买，有尖角和毛刺的玩具不能买，等等。

● 在掌握以上原则的基础上，再结合宝宝的兴趣选择。

　　培养宝宝懂礼貌，要从幼儿期开始。一个家庭的礼仪，是通过日常家庭成员之间的相处表现出来的，是一个家庭的文化。父母的语言、态度、表情、肢体动作等，都会给宝宝潜移默化的影响，而且这种影响常常伴随终生，融入宝宝的气质。从幼儿期宝宝说话的语气、语调和社交行为，可以预见他的未来。

　　爸爸妈妈和家里的其他人应该营造一种和谐而温暖的家庭氛围，不吵架、不骂人，更不打人、不摔东西。家里的人说话音量适中，笑声自然，穿着得体，干净利落，相爱相敬。爸爸妈妈分别时相互拥抱、亲吻，营造浓郁的爱的气氛。在这种氛围中长大的宝宝自然懂得爱，知道爱他人、爱自己。

　　在婴儿期，当宝宝能够听懂简单的语言后，可以给宝宝示范简单的礼仪。爸爸妈妈早上出门时跟宝宝说再见，晚上回到家给宝宝一个温暖的拥抱；给宝宝玩具或食物，接受别人给的礼物时，教宝宝说"谢谢"。幼儿期宝宝学会走路后，可以教他站立、点头向他人问好，学会谦让和理解道理。经常洗头洗澡，衣服要勤换洗。家里来了陌生人，要有礼貌地打招呼，陌生人离开时说"再见"。在父母与陌生人说话谈事时，不打扰，不表现自己。

　　满2岁后的宝宝，如果带他去正式场合，要穿上干净合适的衣服和鞋子，戴合适的帽子，要训练他们文明的举止行为。如果出去散步或者到公园玩耍，要给宝宝穿上舒适的衣服，弄脏了回家及时换洗。父母帮宝宝养成爱干净、爱整洁的好习惯，宝宝将受益终身。

意外伤害事故的预防

幼儿期是意外伤害事故的高发年龄段，跌倒、碰伤、烫伤、溺水、呛食等都可能随时发生，父母一定要多加防范，坚决杜绝意外伤害事故的发生。

幼儿期所有的意外伤害事故都是由于父母缺乏预防措施或防范意识而导致的。烫伤就是典型的例子。厨房的料理台太矮，炉灶上火燃着又没有成人在，将烧开的水放在洗澡盆旁边，刚烧好的汤放在桌子上等情况，都可能引发意外烫伤或者烧伤。

请父母一定注意，无论哪一种意外发生，均有几个重要的因素同时存在：

（1）父母和看护人的防范意识不强。如烫伤发生的原因，常常是看护人离开宝宝，但烫水却放在宝宝够得到的地方。

（2）侥幸心理。父母总觉得只离开很短的一段时间不会有事，比如电话响了，过去拿一下，没想到就是这一会儿，宝宝就出事了。

（3）父母对周围的危险性认识不足。如认为烫水放得够高了，宝宝不可能触摸得到，但宝宝爬上了一个平台，就够着了，事故就发生了。可见，成人对宝宝的安全要时刻在意，处处小心。

（4）在外面玩耍时，父母要对宝宝放手不放眼。掉进水池溺水，从高台上跌落，被陌生人抱走等，都是父母或者看护人疏忽造成的。尤其是现在手机流行，父母或看护人常常因为看手机，视线离开了孩子，就在那么短暂的一刻，宝宝就出了意外。

因此，父母和看护人一定要高度重视预防，坚决杜绝意外伤害事故的发生，把所有可能的危险因素都消灭掉。

龋齿怎样预防？什么时候开始刷牙？

宝宝萌出的是乳牙。乳牙的钙化程度较低，表面不光滑且有许多微孔，所以耐酸性较差，细菌容易黏附在牙齿的表面形成牙菌斑，加上宝宝唾液中的一些抗菌物质，比如溶菌酶等都比较少，使细菌容易繁殖，影响牙齿的健康。

龋齿在幼儿期的宝宝中已经比较常见了，应该引起重视。幼儿期的宝宝牙齿已经长齐了，进食的食物无论是种类还是数量都增加了，父母保护宝宝的牙齿就更要细致一些。

宝宝在长出第一颗牙的时候，就可以开始"刷牙"了。但这里所说的"刷牙"，与我们成人的刷牙是不一样的。给婴儿期和幼儿期的宝宝"刷牙"，是指父母用干净的纱布包裹自己的食指或者戴上指套，沾上干净水帮助宝宝清洗口腔，洗掉牙齿和牙床上的附着物。这样的"刷牙"一天两次，可以持续到2岁。

2岁后，宝宝的乳牙已经全部长齐。父母应该替宝宝选择适合这个年龄段的牙刷，每日早晚两次，站在宝宝的身后，手把手教宝宝正确的刷牙方法。幼儿期的宝宝已经具备了较强的理解能力和表达能力，在父母的教导下，很快就可以掌握正确的刷牙方法了。

到3岁的时候，大部分宝宝都可以独立刷牙了。但由于幼儿期的宝宝还无法长期坚持一件事，需要父母提醒和督促。

良好的刷牙习惯实际上就是很好的口腔护理习惯，会让宝宝拥有洁白健康的牙齿，终身受益。

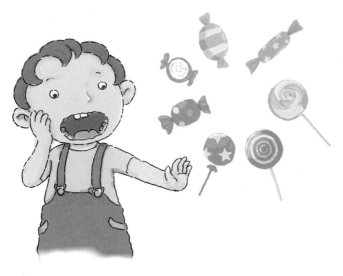

↳ 刷牙预防龋齿

· 常见问题及其解决办法 ·

幼儿期常见疾病

发热

发热是幼儿期宝宝生病后比较常见的症状，最常发生在上呼吸道感染、消化道疾病或者疹热病的早期。有些严重的感染性疾病也是以发热开始的。所以，宝宝发热时，父母观察宝宝的一般情况，尤其是精神状态十分重要。

发现宝宝发热后，首先是测量一下体温。

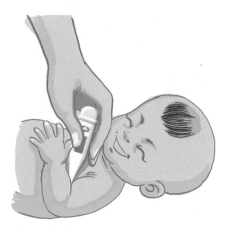

↳ 测体温

如果体温在38℃以下，属于低热，父母可以先观察并给宝宝多喝水，注意有无其他的伴随症状，如呕吐、腹泻、咳嗽、面色差等。

如果体温超过38℃但在38.5℃以下，仍然属于低—中等程度发热，父母在处理上可与低热相同，继续观察。如果宝宝的体温超过了38.5℃，则应该去医院，在医生的指导下使用退烧药。

如果宝宝体温升高很快达到38.5℃以上甚至超过39℃，应该马上到医院就诊。

需要注意的是，父母在家给宝宝用退烧药以前，应仔细观察以下方面：

精神状态。如果宝宝出现发热，但精神好，活动好，能吃，就不用担心；如果宝宝面色不好，精神差，不愿意动或哭闹烦躁，此时需要看医生进一步诊断病因。

其他伴随症状，如打喷嚏、咳嗽、流涕。如果宝宝有这些伴随症状，多为上呼吸道感染，父母仍然需要继续观察宝宝是否有新的症状出现，如呼吸急促。发热的同时有稀便、呕吐，则应注意消化道问题。宝宝呕吐严重时需要严密观察，排除其他部位的感染。发热的同时出现皮疹，需要看医生。

如果宝宝有上呼吸道症状，可以用对症的药，在得到医生的诊断后，再用退烧药。在医生没有对宝宝做出诊断前使用了退烧药有时会掩盖病情，造成误诊，需要在医生诊断时如实陈述用药情况。对于发烧伴有呼吸急促、腹泻、皮疹或者精神差、脸色不好、呕吐的宝宝，要及时去医院。

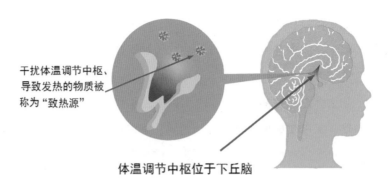

干扰体温调节中枢、导致发热的物质被称为"致热源"

体温调节中枢位于下丘脑

↳ 体温中枢

发热期间，只要宝宝能够吃东西，就是好现象。多给宝宝喝水，喂食易消化的食物。

呕吐

宝宝发生呕吐时，在止吐的同时，最重要的是防止窒息。

引发呕吐的原因很多：吃了不干净的食物，进食了有刺激性的食物，进食太多；上呼吸道感染或腹泻的前期表现；其他疾病的早期表现等。

判断呕吐是否严重，要观察呕吐的形式和有无伴随症状：一般性呕吐，父母不用担心；喷射性呕吐，即呕吐时，呕吐物喷出去一定距离，有一定力度，父母要提高警惕；呕吐伴发烧，可以是上呼吸道感染的早期，也可以是消化道感染的早期，如轮状病毒性肠炎；呕吐伴腹泻，可能是肠道感染或者进食了不合适的食物；呕吐时不仅发烧，而且脸色不好，烦躁不安，应该马上去医院。

简单地讲，呕吐发生后，宝宝情况好，没有其他的伴随症状，呕吐后一切都恢复正常，不再继续呕吐，可以继续观察，不必马上用药；呕吐后宝宝难受、哭闹，脸色不好，身体发冷，解稀便，或者伴有发热，就应该去医院就诊，做出正确诊断，诊断后在医生的指导下用药。宝宝因跌伤头部发生呕吐，则需要注意是否有颅内出血，需要及时送医诊断。

腹痛

腹痛是幼儿期比较常见的问题。

腹痛的原因很多，可以是简单的问题，也可能是复杂疾病的开始。每一个宝宝都经历过腹痛，由重大疾病引起的腹痛是极少数的。

宝宝进食过多，进食不干净的食物或者进食刺激性的食物都有可能引发腹痛。腹痛也有可能是肠道感染所引起的。

腹痛时，要特别注意观察宝宝大便的颜色、量和质地，与往日比较，看大便是否在形态上变化很大，有无黏液或血便。

如果宝宝腹痛时不伴随其他的症状，休息后好转，或者解大便后好转，不必用药，继续观察；如果宝宝腹痛持续，甚至加重，伴随呕吐，或者多次解稀便、水样便，大便颜色异常，甚至出现血便，或者伴有发热，就应该去医院就诊。

腹泻

根据统计，我国2岁以下的宝宝平均每年发生2或3次腹泻。腹泻的原因很多，大多数还是饮食不当所致。

夏季感染性腹泻多由细菌感染引起，如大肠杆菌感染、痢疾杆菌感染、空肠弯曲菌感染等；病毒性腹泻多发生在秋冬季节，如由轮状病毒等引发的感染。感染性腹泻一般伴有不同程度的发热，病毒性腹泻通常还伴有呕吐和呼吸道症状，如流鼻涕、打喷嚏、咳嗽等。宝宝大便如果为比较黏稠的黏液便，或者带有血丝，则宝宝被细菌感染的可能性大；如果大便为水样便，呈蛋花样或稀米汤样，则宝宝被病毒感染的可能性大。但不应主观判断，应该到医院就诊。

大多数的幼儿腹泻是饮食不当或者天气突然变化造成的。若宝宝是因为进食过多、过度刺激引发腹泻，一般解便后可以缓解，大多数不伴随其他症状。此时，让宝宝休息，少食多餐即可慢慢好起来，或者让宝宝吃一点帮助消化的酶类或维生素。天气变化时，小肠的蠕动可能加快，宝宝可能有1或2次稀便，不需要处理。

家中应常备世界卫生组织推荐的口服补液盐（ORS）。宝宝腹泻次数增加时，可按照说明书给予补充水分和相应的电解质，防治脱水的发生。

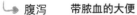 腹泻　　带脓血的大便　　带泡沫的水样便　　水样便

哮喘

由于城市化和工业化导致空气污染等不良因素，宝宝过敏的概率大大增加。除了花粉和蛋白质等过敏原导致的过敏，空气中的尘螨和其他的生物和化学成分都可能导致过敏。

有部分宝宝发生幼儿期哮喘与婴儿期食物过敏有关，或者与家族遗传有关，或两者兼而有之。哮喘的诊断标准比较复杂，但必须是一年有多次发作性的哮喘症状才能诊断，一般指一年发生3次以上。

如果宝宝有过敏史，如牛奶蛋白过敏、其他食物过敏、皮肤过敏，或在婴儿期反复发生呼吸道感染，每次均伴有喘鸣，或曾经被确诊过喘息性支气管炎或者毛细支气管炎，在幼儿期呼吸道感染时又有喘息表现，应及时送医治疗。如果宝宝在春季花开季节或者气候变化时出现喘息，需要排除环境过敏性哮喘，要积极预防并进行规范化治疗。

哮喘是一种需要长期规范化治疗的疾病，父母一定要知晓这一点，同时要在正规的医院儿童呼吸科就诊。一旦确诊为哮喘，父母就要遵照医生的方案进行规范、长期的治疗、随访和复查，保证在儿童期控制住发作，争取完全治愈。

丘疹性荨麻疹

丘疹性荨麻疹是幼儿期宝宝最易发的皮疹。

春天是宝宝最容易过敏的季节。皮肤过敏后常常长出一些从豌豆大小到蚕豆大小的红色斑块，大部分高出皮肤表面，有些呈长梭形或椭圆形，周围还有红晕，仔细看斑块中心有一个水疱，医学上称这种皮肤改变为丘疹性荨麻疹。产生这种皮疹的原因目前虽然不是很清楚，但认为与蚊虫叮咬、皮肤过敏、食物过敏或者肠道寄生虫感染均有关系。

单纯的荨麻疹不伴发热。皮疹开始时常见于宝宝的下半身，如臀部、腹部、腰背部和小腿，面部也比较常见，继而，皮疹可蔓延至躯干部。皮疹分布不均，无规律，有些比较集中，成团，有些比较分散，严重时看上去很糟糕。由于过敏引起皮疹的可能性最大，所以，通常几天后，皮疹可逐渐消退，但新的皮疹可以再出现，如此反复，短则几天、一周，长则可以数月。

虽然皮疹可以自行消退，但它所带来的瘙痒使宝宝十分难受，常常影响到宝宝的睡眠和日常生活，扰乱生活规律。宝宝搔抓后又容易导致皮肤受损，引起感染。因此，发生皮疹后，父母及时的护理非常重要。

正确的做法是先去医院就诊。尽量不要让宝宝用手去搔抓，而是帮宝宝用手按压抚摸。在皮疹处的皮肤上涂抹一些外用止痒药，如清凉油、止痒水或者炉甘石洗剂。皮疹严重时可以让宝宝服用抗过敏的药物，如扑尔敏、安瑞坦等，有皮肤继发感染时局部加用外用抗生素。如果宝宝病情严重，可在医生的指导下适当服用糖皮质激素控制症状。

关于"结巴"

"结巴"在医学上被称为口吃，多见于2~5岁、语言处于快速发育期的宝宝。口吃是一个比较复杂的医学问题，属于言语障碍的范畴。

常见的说话困难包括停顿和重复之前的话。紧张和兴奋会加剧这些困难，长此以往，发展为口吃。大部分宝宝可以通过自我调整，自己解决说话困难的问题。有大约5%的学龄前儿童出现口吃问题，但其中80%能在8岁之前完全好转。

口吃最初被定义为异常的言语行为，包括音素或音节的重复、拖长，本应该连续说出的词语出现中断，发音用力过强，只有发音动作而发不出声，但目前更趋向于定义为言语节律异常，多发生于儿童言语发育时期。口吃还有可能是其他神经精神疾病的症状之一。

幼儿期宝宝口吃的病因是什么？

生活中口吃常表现为首字难发、语句中断或语调重复导致说话不流畅。病情较重者，说话时伴有皱眉、面肌抽搐、摆动手臂等现象，讲话时情绪常较紧张。口吃的病因不明，可能与大脑对言语器官的支配不协调、不正确的模仿、遗传因素等有关，也可能与皮质运动区、感觉及小脑区域被激活有关。

宝宝出现口吃的原因之一是，在婴幼儿这个阶段，语言功能正处于快速发育的过程中，宝宝说话时容易出现迟疑不决、重复。说话需要神经冲动传导与发音器官的协调配合，一旦配合不协调，就表现为口吃。这种现象是生长发育过程中的自然表现，可以随着年龄的增长逐渐消失。

导致口吃的另一原因是宝宝在说话能力的发展阶段，经常受到惊吓、严厉惩罚或责备，因而不敢说话，或说话时战战兢兢，造成精神性口吃。精神性口吃是人为因素造成的。爸爸妈妈对宝宝说话的能力不能操之过急，否则欲速则不达。

也有个别宝宝开始是模仿他人结巴，结果形成习惯，难以纠正。

宝宝出现口吃，要早发现、早纠正。

父母发现宝宝口吃要先找到原因。如果口吃与紧张相关，或是由父母过度关注而诱发的口吃，就需要进行干预。干预措施主要是引导父母减轻在听孩子说话时的情绪压力。如果宝宝口吃有其他原因，父母应立即与宝宝开展语言训练性的简单对话，消除宝宝对说话的恐惧心理。对于大一点的宝宝，纠正口吃需要父母、看护人、幼儿园老师、同学同时配合才能有效。宝宝周围的人切勿模仿他说话，更不能嘲笑他。

清除口吃宝宝的心理压力可能是最重要的一环。要有计划地指导宝宝进行语言训练。具体方法是，父母采用一对一的简单的对答方式，一问一答，语速要放慢，发音要平缓、清晰，对宝宝的每一点进步都给予积极的、及时的鼓励，增强宝宝战胜口吃的信心。这个过程也非常考验父母的耐心和信心。一般说来，只要不是严重的先天神经精神疾病造成的口吃，经过一段时间的训练，都是可以纠正的。

必要时，可以在言语治疗师的帮助下矫正，也可以尝试在医生的指导下用药或针灸治疗。

异物吸入（请参考第二册婴儿卷：异物吸入）

异物被吸入气管可以导致窒息，严重时导致死亡。异物吸入的病例在日常生活中并不少见，致死率非常高，所以，父母必须高度重视。

虽然宝宝到了幼儿期，但仍然不要给他吃坚硬的食物，如坚果和各种坚硬的豆类，还有小的圆形糖、方形糖以及果冻。这些东西一旦不慎被吸入气管，就可能引发窒息。

气管和支气管就像一棵倒立的树，气管在上端，往下逐渐分支，最小的叫毛细支气管，与肺泡相连。可以想象，如果吸入的异物较大，吸入后，异物会嵌于喉头或堵住气管，若不能立即将其取出，可以在很短的时间内使一个活泼健康的宝宝窒息，甚至死亡。如果异物再小一些，进入右侧或左侧主支气管内，可引发剧烈的阵发性咳嗽以及明显的吸气性呼吸困难。异物进入右侧主支气管的可能性要大些，因为右侧主支气管要直些。再小一些的异物再往下进入下一级支气管，引发咳嗽和呼吸困难，宝宝在睡眠或者安静时，咳嗽和呼吸困难症状会减轻。如果异物再小一些，经过宝宝一段时间的咳嗽、气喘后，会进入更细的支气管分支，此时咳嗽、气喘的症状好像缓解了，从外表看宝宝也恢复了正常，呼吸也平稳了，但实际上，异物已经进到更深的部位，如果不将异物取出，宝宝则可能反复发热、咳嗽、发生支气管炎，因为异物长期停留在肺部，会引发炎症，出现肺不张、肺气肿、肺炎或肺脓肿等严重后果。

所以，爸爸妈妈和身边的人一定不要给宝宝吃坚果类较硬较小的食物，严防宝宝吸入，发生危险。

凡是宝宝在吃东西或者玩耍时突然出现呛咳、呼吸困难、口唇和脸色发紫等现象，父母都不要排除异物吸入的可能，并以最快的速度将宝宝送到医院急救。

家庭防治（请参考第二册婴儿卷：异物吸入）

怎样杜绝异物进入气管？

这个问题十分重要，必须要彻底讲解清楚。因为，气管异物危急幼儿生命的事件实在是太严重了。

3岁前是异物吸入的高发年龄段。其发生多与父母或看护人缺乏风险意识或者照顾不周有关。有时，宝宝们在一起玩耍，年龄大一些的孩子给宝宝吃坚果类质地坚硬、体积较小的食物，也易导致异物吸入。

怎样才能最大限度地避免异物吸入？首先，如果宝宝有将不该放进嘴里的东西放进嘴里的动作甚至习惯，要严加禁止。其次，如果宝宝有喜欢吃零食的习惯，那么，父母一定要控制宝宝的零食种类，并在宝宝吃零食时严加看护。由于宝宝的臼齿尚未萌出，咀嚼功能差，不能咀嚼硬度高的食物，加上咽喉部的协调性不够，关闭功能差，保护功能弱，极易造成没有咬碎的硬食物进入气道，引发异物吸入。

如果发现宝宝已经将此类食物放到嘴里了怎么办？记住，一定不能慌乱恐吓宝宝，否则，宝宝可能因惊吓、反抗，反而将口里的东西吸入气管。发现宝宝在吃坚硬的食物后，父母要采取适当的方式将宝宝口中的东西取出。

在宝宝吃东西的过程中，父母绝不能逗笑取乐或者打骂宝宝，以免宝宝口中的食物（哪怕是软的食物）误入气管，造成严重后果。

耳鼻异物

有的宝宝喜欢玩一些小玩具，或者喜欢将拿到的小东西塞进自己的耳朵、鼻孔等部位，造成耳鼻异物。虽然不像气管异物那样会立即危及生命，但这也是一种十分危险的行为。

父母发现宝宝耳鼻有异物后，如果能够很容易取出就要立即取出，如果难以取出，不要勉强自己，以免越弄越深，要立即去医院耳鼻喉科急诊。医生用特制的工具小钩就可以顺利取出异物。

耳鼻异物如果在开始处理不当或者根本就没有被发现，就可能造成复杂的问题，如耳道损伤，有的鼻腔异物进入咽喉，被吸入气管内，会造成更加严重的后果。此外，如果父母发现宝宝常常单侧鼻孔流脓、通气不好，也要确认是否是鼻腔异物所致。因为，你可能根本不知道宝宝何时将异物塞入了鼻孔，异物停留时间久了就会导致鼻炎、流脓，甚至有臭气。因此，宝宝出现以上任何一种状况，都必须立即去医院就诊。

不要在宝宝附近吸烟

如果有成人在家里吸烟，就会污染室内的空气，宝宝就等于吸"二手烟"，这会威胁宝宝的身体健康。有的年轻父母把吸烟当作一种时尚，甚至一手抱孩子，一手拿着烟。殊不知，在自己享受吞云吐雾的快乐之时，宝宝可遭殃了。

研究发现，6个月至2岁的宝宝因受到烟草、烟雾等的影响，最容易患耳病，其中，以中耳炎的发病率最高，表现为耳痛、耳道流水，恢复起来相当困难。加上烟雾对气管的刺激，宝宝的呼吸道黏膜受到香烟内物质的刺激，很容易引发咽炎、支气管炎甚至肺炎，反复呼吸道感染不易痊愈。长期吸"二手烟"对宝宝未来的健康危害极大，成年后罹患肺癌、胃溃疡的风险也高于常人。

所以，年轻父母为了宝宝的健康，应该戒烟，至少不要在宝宝活动的地方吸烟。

吸吮手指

父母可能会发现这个阶段的宝宝有吸吮手指的习惯，并越来越乐在其中。这是一种不良习惯，可不是什么好玩的游戏，我们称之为"吮拇癖"。

宝宝吸吮手指一般都从婴儿期开始。宝宝喜欢在饥饿时将拇指放入口中吮吸，并以此为乐，爸爸妈妈觉得好玩，反而喜欢看宝宝吸吮指头。本来这是一种正常的生理现象，不必奇怪，但如果放任宝宝一直这样做，后期就难以纠正了，会"成瘾""成癖"。宝宝换牙甚至换牙之后仍然喜欢吮指，就有可能导致一些不良后果，如下颌发育不良、牙齿排列异常、上下牙不能整齐对合等，甚至妨碍他的咀嚼功能。

因此，父母要早些发现，并在婴儿期或者幼儿期及时帮宝宝改掉这一坏习惯：可以在晚上睡觉时给宝宝戴上无指手套，因为宝宝常常在睡眠中将拇指放入口中吸吮；白天，给宝宝喜欢的玩具并陪宝宝一同玩耍，或者给宝宝看一些有趣的、鲜艳的图画等，吸引宝宝的注意力，分散宝宝对拇指的注意。父母还可以早些将宝宝送到幼儿园，当有多个宝宝在一起的时候，宝宝的注意力会集中在其他宝宝身上。

另外，喜欢吸吮拇指的宝宝需要抚养人更多的关心和给予更多的安全感。父母要用多种方式来表达对宝宝的爱，让宝宝获得更多精神上的满足，这对减少拇指吸吮也是有帮助的。

便秘怎么办?

幼儿期的宝宝易发便秘。我们在"宝宝习惯培养" 部分已经做了初步的讨论。

便秘分为急性便秘和慢性便秘，幼儿期的便秘大部分是急性便秘，就是偶尔发生一次的便秘。便秘一定会打破之前的排便规律，比如，有的宝宝一直都是两天一次大便，甚至隔两天一次大便，但能够顺利解出大便，这种情况就不是便秘。而每天排便的宝宝突然两天不解大便，在排除了未进食或进食不好的情况后，就要考虑发生急性便秘的可能。

便秘不仅是不解大便，更主要的表现是在解便时十分困难，用力解便，但却解不出来，肛门疼痛，感到十分痛苦。这种情况是大便在肠道内停留时间太长，隔时较久而比较干燥造成的。宝宝偶尔便秘不是大问题，但父母一定要及时处理。排泄大便是一种反射性运动，多次急性便秘得不到及时处理，就有可能转为长期的慢性便秘，处理起来就很棘手了。

发生便秘后要认真寻找原因。大多数的急性便秘都与进食的食物有关或者与食物的改变有关，恢复到以前的食谱，大便可以很快恢复正常。发生过便秘的宝宝要多进食清淡、润肠和纤维素较丰富的食物，如蔬菜（汁）、水果（汁），还可以多吃粗粮，如红薯、小米粥等，要注意让宝宝喝足够的水。有时宝宝因为其他的原因不舒服，缺乏运动，也会引起便秘，如宝宝在发热期间，常常伴有解便困难，宝宝生病后进食少，也可以两天不解大便。所以，要参考具体情况具体分析。

具体的处理或者用药要参考医生的建议。调整好饮食结构、进食时间、睡眠等，治疗原发疾病，才能真正保证正常排便。平时要训练宝宝养成按时排便的好习惯。

穿开裆裤会引起感染

在我国的一些地方，有的父母不给宝宝用纸尿裤，在宝宝走路后，仍然让其穿着开裆裤，这是一种不卫生的习惯。

宝宝开始自己走路后，如果穿着开裆裤，就可能因为会阴部容易接触地面被弄脏而引起一些疾病或者带来一些问题。宝宝不懂得卫生，随地乱坐，地面上的微生物和其他脏东西有可能从宝宝的肛门、尿道甚至阴道进入身体而引发疾病。

有一种进入肠道后可以导致贫血的钩虫，常常就是通过这样的渠道进到宝宝体内的。男宝宝的龟头虽然有包皮包着，但脏东西和微生物一样可以进入包皮，从而引起龟头发炎。女宝宝则因为光着屁股，微生物进入阴道或尿道，引发阴道炎或尿道炎。

有一些男宝宝长期穿开裆裤，生殖器暴露在外，还容易养成玩耍生殖器的习惯。在冬天，穿开裆裤还容易使宝宝着凉、感冒。

所以，请父母不要给宝宝穿开裆裤。

祥舌

所谓祥舌，即舌系带过短。舌系带是位于舌下面的一根韧带。舌系带过短，影响到舌前伸、舌抬高和卷舌活动，会妨碍宝宝正常发音。在舌的发育过程中，新生儿期的舌系带延伸到舌尖或者接近舌尖，之后再向舌根部退缩。正常的宝宝2岁后舌尖才逐渐远离舌系带，只有少数发育不良的宝宝才会出现舌系带过短。所以宝宝在开始说话后，如果出现发音不清，要经医生检查才能确诊是否是舌系带过短。

如果宝宝还小，未满2岁，父母可以先观察。如果宝宝说话时出现很明显的发音不清，应立即看儿童口腔科医生，判断是否是舌系带过短。如果宝宝的舌头不能伸出口腔以外，也不能向上卷起，或者往前伸出舌头时可以看见舌尖中间有一条沟痕，说明存在祥舌的可能性，需要医生诊断。

大部分舌系带过短的宝宝只需要简单地在医院将系带薄膜的前部剪开就好了。只有很少数的宝宝需要手术切开。无论宝宝的状况如何，这项治疗都需要在正规医院完成。

烫伤的判断与临场处理

烫伤是指接触高温液体（如开水、热汤、热油等）或蒸汽引起的灼伤。尤其是在宝宝可以独立行走以后，父母或抚养人稍有不慎，就可能发生烫伤意外。

烫伤的程度与水的温度有关，也与接触高温液体的时长有关，可以分为三度。一度烫伤只影响皮肤表层，皮肤局部红肿，但无水疱；二度烫伤不仅有红肿疼痛，而且有看得见的水疱；三度烫伤则是深度灼伤，皮肤呈苍白或者棕黑色，或者呈橡皮样，此时烫伤已经深入皮下，而疼痛反而可能不甚明显。

一度烫伤可以在家中处理。

冷敷：确定只是一度烫伤且范围不大，可立即将烫伤的创面放入冷水中浸洗半小时，这是一种冷却治疗，有降温、减轻余热损伤、减轻肿胀、止痛和防止起水疱等作用。如果家里有冰块，用毛巾把冰块包上敷于伤处效果更佳。一般说来，水温越低（但不能低于5℃，以免冻伤），效果越好。冷却30分钟左右就能完全止痛。

抹药：可以在烫伤处涂抹烫伤药，如果家里没有，则可以用麻油、菜油、鸡蛋清等涂抹。10%的虎杖、30%的乙醇、万花油、烫伤膏效果都很好。注意不要用力去擦洗，以免弄破皮肤，导致疼痛加重和感染。这样处理后，只需3~5天便可自愈。

但如果宝宝烫伤部位不是手或足，不能将伤处浸泡在水中进行冷却治疗，则可将受伤部位先用毛巾包好，再将凉水浇在毛巾上，用毛巾包上冰块敷效果更佳。

一度烫伤的宝宝经冷却治疗一定时间后，如果仍疼痛哭闹，且伤处起了水疱，则说明是二度烫伤。这时不要弄破水疱，要到医院治疗。

烫伤后的五步处理法

如果宝宝被烫伤的部位附着衣裤或者鞋袜，父母千万不要急忙脱去被烫部位的鞋袜或衣裤，否则会使表皮随同鞋袜、衣裤一起脱落。这样不但会让宝宝感到非常疼痛，而且创面容易感染，加重病情。隔衣烫伤最好的处理方法如下：

● 冲：父母一旦发现宝宝被烫伤，不管是否脱皮，应尽量保证皮肤的完整性，立即把烫伤部位用流动的凉水（自来水、纯净水等）冲洗15~20分钟，越早冲洗越好。

● 脱：冲洗后在水中脱去衣服，不要硬脱，脱不下来就将衣服剪开除去。

● 泡：在冷水中持续浸泡15~30分钟，持续降温。

● 盖：用洁净的纱布或保鲜膜盖住伤口。

● 送：经过上述简单处理后，立即将宝宝送至医院治疗。

父母在急救过程中须注意：送医途中，覆盖伤口不要用棉絮或易粘的布料，也不可将牙膏、麻油、酱油等涂抹于伤处，以免造成后续医生处理的困扰。不要将烫出的水疱碰破，以免留下疤痕或引起感染。

对于烫伤面积大而且较深的患儿，父母应在消除引起烫伤的原因后，立即送往医院进一步处理，不要擅自处理。严重烫伤的宝宝可能会生命垂危，呼吸和心跳出现异常，应紧急送往医院。

家中药品切勿乱放

每一个家庭都习惯且也应该存放一些药品以备急用，但这些药品一旦被宝宝误食，就可能发生意想不到的危险状况。

安眠药是好多睡眠不好的父母的常备药，一旦被宝宝误食，根据误食的量，可能导致宝宝久睡不醒、昏睡，甚至抽风、呕吐、腹泻等，严重时危及生命。

宝宝误食避孕药后出现生殖器过早成熟，女孩还可能出现阴道流血。

如果宝宝误吞了家里的抗生素，可能损害多个器官，引起严重的后果。

还有一些针对特定疾病的药物，如甲状腺疾病用药，宝宝误食后可能干扰其甲状腺功能，从而干扰宝宝的正常生长发育和智能提升。

在生活中，宝宝误吞药物的案例太多了，屡见不鲜。因此，父母一定要把家里所有的药品都放在宝宝看不见、够不着的地方，尤其是那些五颜六色、容易引起宝宝好奇的药品，千万要避免被宝宝当作糖果吃掉。

夜间磨牙

好多父母发现自己的宝宝夜间有磨牙的行为，心里十分着急。频繁的夜间磨牙是不正常的现象。

我们知道，牙齿的活动是由咀嚼肌牵拉引起的，而咀嚼肌的活动又受到大脑神经的支配。当人在咀嚼食物的时候，大脑会指挥咀嚼肌以及相关肌肉活动从而带动牙齿活动。睡觉后，大脑神经基本上处于休息或休眠状态，不应该再指挥咀嚼肌运动。只有当某些原因使指挥咀嚼肌的大脑神经兴奋起来，才会引起咀嚼肌运动牵动牙齿运动，这就是夜间磨牙。

引起夜间磨牙的原因很多，主要是饮食不当，时而吃得很多，时而又吃得很少，加上小儿胃肠功能还不成熟，容易失调。另外，营养不良也容易引起夜间磨牙。如果宝宝睡觉前过于兴奋，进入睡眠后仍然有些大脑神经处于兴奋状态而不能"安静"下来，也会造成夜间磨牙。

如果宝宝夜间磨牙频繁，造成牙齿间表面直接摩擦，会把牙齿表面的保护层——牙釉质磨掉，造成继发性牙齿损伤，影响宝宝的咀嚼功能。所以，当宝宝夜间磨牙频繁时，最好到医院请医生诊治。此外，帮助宝宝养成规律进食的好习惯，给予宝宝足够的营养，经常锻炼，睡前不要过于兴奋或者让宝宝受到惊吓，不仅可以改善宝宝夜间的睡眠，也可以减少甚至治愈宝宝的夜间磨牙。

·发育行为问题·

发脾气

　　成人常常能够控制自己强烈的情绪反应，但幼儿期的宝宝还不能完全控制这种强烈的情绪，大多数的宝宝都会发脾气。

　　宝宝发脾气时通常表现为尖叫、乱踢、大哭。此时大多数父母的反应是被激惹、产生挫败感、羞愧，甚至被吓着了。父母可能会反思自己做错了什么或者什么做得不恰当，宝宝才会这样。作为父母，查找原因是对的，但不要单单为此自责，而是要避免同样的情况再次发生。

　　发脾气不是严重行为问题的表现，也不是宝宝的个性出了问题。几乎所有的孩子都要经过这个时期，尤其是2~3岁刚刚有了与人和周围事物互动能力的宝宝。如果能够处理好，多数宝宝在4岁左右就不再出现类似的发脾气的情况了。

　　宝宝为什么会发脾气？当遇到挫折、失望、限制或者被激惹时，这个年龄段的宝宝语言能力还不够用来表达，不知道怎样处理内在的情感，号叫、尖叫和激烈的肢体动作就成了宣泄的方式。发脾气的确很让人难受，但没有危险。

　　多数父母可以预测宝宝何时会发脾气。宝宝发脾气前常常有一些反常表现，如突然不说话，坐立不安，表情严肃，到处乱走，丢东西，提出一些不切合实际的要求，希望引起父母的注意等。宝宝一般只当着父母或者自己亲近的人的面发脾气，不会在只有生人的时候发脾气。

怎样减少宝宝发脾气？

宝宝发脾气是没有办法完全避免的，但可以降低其发生的频率和强度。办法主要包括：不要让孩子过度疲倦、过度焦虑以及不要伤害孩子的自尊心；当宝宝生病或者不舒服时，不要过度关心，也不要不理睬。不睡午觉的宝宝发脾气的概率比较高，可以让宝宝躺着，给他读书讲故事，避免宝宝说话太多或不停地动，减少疲倦感。

容易急躁或者经常停不下来一直好动的父母养育的宝宝更容易发脾气。

宝宝发脾气时如何应对？

保持冷静。如果父母对着宝宝大声呵斥"不要吵"，通常情况会变得更糟糕。父母不吵，但表现得很不耐烦、很不在乎，宝宝会变本加厉。那么，父母怎么做效果最好？

宝宝发脾气的时候，父母先不动声色，用眼睛看着他，表示你知道他在发脾气，但不要去安慰他。一般说来，大部分宝宝发脾气的行为会渐渐停下来。

打断。宝宝发脾气时，父母可以打断他。用"我听见门铃响了，去看看"这样的话转移宝宝的注意力。

走开。如果父母自身很难控制惩罚宝宝的想法，最好的办法就是让自己走开一会儿，先让自己冷静下来，然后再回到宝宝面前，好好说话。如果宝宝已经表现出内疚的表情，父母可以抱起宝宝表示爱和友好，表示自己原谅他了，然后，找到适当的时机告诉宝宝不要随便发脾气的道理。

什么时候需要去看医生？

宝宝发脾气时自我伤害或伤害他人，或者故意打碎东西；频繁做噩梦、不服从、头痛、腹痛、拒绝进食、拒绝睡觉、极度焦虑、暴躁，或者过分依赖父母；4岁后仍然持续加重地发脾气；发脾气时呼吸暂停、晕厥。此时需要咨询医生，做出相应的诊断。

出现最后一条症状时，要立即去医院。

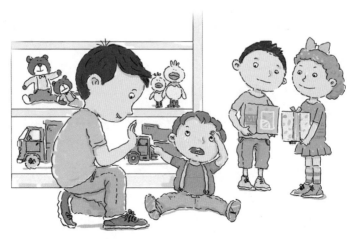

⤷ 过度迁就溺爱的宝宝

发怒和攻击行为

3岁前的孩子缺乏自控力，也尚不具备平静地表达自己诉求的能力，因此，发脾气、发生攻击行为都是发泄的方式，就像他们还不会完全表达幸福感一样。父母认识到这一点，对处理宝宝的行为问题很有帮助。

当宝宝想做的事情，由于其能力限制而做不了，或者想做的事情完全不能做时，挫败感的发泄形式之一就是发怒，升级后就可能有攻击行为，如打人、摔东西、扔玩具、折磨宠物等。

如何应对孩子的攻击行为？

一般说来有三种办法：讲道理，即教会宝宝判断对错，什么事是对的，什么事是错的；讲纪律，教育宝宝举止得体；依据具体情况采取其他应对措施，与宝宝讨论当再遇到同样的情况时，怎样恰当地表达自己的感受，或怎样先让父母或者抚养人知道。不主张宝宝一发脾气就给予惩罚。

和谐的生活环境对减少宝宝发怒、攻击等行为是非常有帮助的。身边的人，如父母、其他抚养人、幼儿园老师等成人和大孩子的行为举止常常是宝宝模仿的对象，良好的言传身教可以给宝宝极大的正面影响。父母要在生活中不断让宝宝感受到什么才是举止得体，逐渐帮宝宝养成良好的行为习惯，攻击行为就不易发生了。

宝宝在探索过程中，如玩游戏的时候，有时会出现非故意的损坏行为，父母应予以理解，但仍然需要通过有效的办法减少损坏的发生。但父母不能因为宝宝在探索过程中会损坏东西就不鼓励他去触碰，这是因噎废食的做法。

其实，宝宝也在与自己的内心做斗争，在努力控制自己。但控制力一般到学龄期才真正形成，幼儿期的宝宝是难以做到的。

宝宝出现什么情况应该去看医生？

如果宝宝连续几个星期都怒气难消，不断产生攻击行为，父母已经没法控制，甚至父母自己的情绪都难以控制时，就应该去看儿科（心理）医生。

需要带宝宝去医院的其他情况还有：身体受伤、碰伤牙齿、头部受伤；攻击父母和其他成人；因为攻击行为被邻居或学校送回家，或者被老师限制玩耍。

说话延迟或不说话

语言发育迟缓是2岁时最常见的发育问题之一，国外报道的儿童语言发育迟缓的发生率约为15%。2005年对上海市10个市区8 545例0~3岁儿童的语言调查结果显示，按照"2~3岁儿童语言发育迟缓的筛查标准"，24~29个月的男女儿童语言发育迟缓的检出率分别为16.2%和15.2%，30~35个月的男女儿童语言发育迟缓的检出率分别为8.3%和2.6%，学龄早期语言障碍发生率约为7%。

宝宝说话延迟不一定是发育问题

有很多家长常常非常仔细地按宝宝发育的一般规律来评价自己的宝宝，发现宝宝说话延迟便很着急，但这些不说话的宝宝理解成人的语言或指令性语言没有问题。

一般说来，宝宝说话延迟可能只是说话迟一些，也可能是某些原因造成的言语障碍，比如口头语言中的发音、发声及言语流畅性和节律性出现了问题，或者是语言障碍表现出的语言理解、表达以及交流方面出现的障碍。但大部分说话延迟的宝宝只是语言能力发展暂时落后于同龄正常儿童，并没有真正的问题。说话延迟也并不代表宝宝其他方面的发育落后。

此外，研究发现，说话延迟有家族高发倾向，说话延迟的宝宝的家长小时候也存在说话延迟的现象。有大约85%的说话延迟的宝宝为男孩，但大部分说话延迟的宝宝会在2岁前的某一刻突然开口说话，而且进步很快，呈爆发性追赶，很快便可以赶上同龄宝宝。

说话延迟的影响

说话延迟和语言障碍可能影响宝宝交流能力的提升，甚至还会进一步影响阅读和书写。当宝宝出现说话延迟的时候，无论是否是病理原因引起的，父母都应注意。

说话延迟的原因

父母如果发现宝宝说话延迟，尤其是宝宝在18个月后仍不能清楚地说出词语时，就要尽快找到原因。

首先需要排除宝宝是否存在听力障碍而影响说话，然后再进一步排除与发育相关的其他问题。有部分宝宝可能存在认知受损，认知受损的儿童语言发育进程的顺序与正常儿童相同，但发育速度比正常儿童慢，尤其是当沟通需求增加时，语言障碍更明显。这种情况主要需要排除唐氏综合征、脆性X染色体综合征、威廉斯综合征等。此外，患有孤独症系谱障碍的儿童也会出现语言沟通障碍，表现为语言缺乏、言语过于刻板或学究式的，并伴有夸张的韵律，说话时对视少，表情和姿势异常。

另有部分说话延迟的宝宝是因为神经系统异常，这种状况虽然少见，但也要排除。脑瘫的宝宝因运动神经通路的阻断而影响发音器官的活动，不能说话，常出现构音障碍，但他们对语言的感受能力比表达好很多。

有些家庭还要注意环境因素对宝宝说话进程的影响。不良情绪及其他心理不良因素可以影响宝宝语言能力的提升或引起语言障碍。语言环境剥夺、虐待和忽视可导致儿童语言发育落后。比如，如果双亲都是聋哑人，就需要专门为宝宝营造学习语言的环境。

应对语言发育迟缓的措施

语言发育迟缓的宝宝有不同的表现。父母要根据宝宝的表现，采取相对应的措施。

有的宝宝表现为表达型障碍，理解力好，但表达困难，是一种无生理性损害所致的发音困难；有的宝宝表达和感受两者都有问题，表现为听觉辨析障碍，可能听到声音，但理解困难，能理解姿势或手势，能阅读但不会表达；有的宝宝语言信息处理有问题，语义-语用障碍，说话流利、语法完整，但对话肤浅，保持话题困难，话题以自我为主，虽然话多甚至显得喋喋不休，但缺乏实际意义；更有一些宝宝因为与发音相关的组织和器官异常导致说话延迟、说话不清晰、发音错误等。宝宝幼儿期说话不流利，多表现为说话中有停顿、重复和延长。面对以上问题，父母无法清晰判断宝宝的说话问题是否严重时，就要带宝宝去医院就诊，找到延迟的原因并制订详细的治疗和训练计划。

　　宝宝出生后，由于不会说话，经常会让父母忽略听力问题。因此，为了尽早发现与说话有关的问题，父母应在宝宝出生后，按期带宝宝到医院进行听力筛查和发育监测，一旦发现异常，立即进行矫正和干预。对于一切正常的宝宝，父母要遵循语言能力发展的规律，适时适当地给宝宝丰富的语言刺激，但不能操之过急，为宝宝制造各种说话的机会，让宝宝多加锻炼，充分理解和运用语言。

· 父母关心的几个问题 ·

遗尿（尿床）

宝宝在2岁左右经过如厕训练后，一般都不会再出现尿床的情况，或者慢慢减少到每周2或3次，之后在4~5岁时即可达到不会尿床的程度。

遗尿的原因仍然不清楚。要特别注意的是，父母不要因为尿床而指责宝宝，造成宝宝精神紧张，加重症状。一般认为，大多数孩子尿床是因为膀胱充盈后对中枢的唤醒刺激反应较慢，或者因为宝宝本身有便秘，造成对膀胱的长期刺激而导致膀胱反应迟钝。有些宝宝遗尿是某些疾病的早期表现，如糖尿病、尿道感染，或者源于精神压力（常常是已经很长时间不尿床后，突然又开始尿床，常见于大一些的孩子）。

如果宝宝出现以下现象，建议咨询儿科医生（美国儿科学会）：

- 在如厕很规律的情况下，内裤或者床单经常都是湿的；
- 小便淋漓、细，解便后仍然有滴尿；
- 尿液呈粉红色或者浑浊；
- 外阴部发红、起疹；
- 将尿湿的内裤藏起来（注意排除行为问题）；

- 白天和晚上都尿床。

睡眠问题

幼儿期是宝宝建立睡眠规律的最重要时期。

夜醒

夜醒是指宝宝夜间从睡眠中醒来，需要父母帮助后才能重新入睡。根据宝宝的普遍发育进程，绝大多数的宝宝到了6个月的时候都应该可以一觉睡到天亮，就是说，可以连续睡6~9个小时。实际上有四分之一到一半的宝宝可能会有夜醒，到1岁左右仍然有三分之一的宝宝会夜醒。引起夜醒的原因很多，包括可能存在的疼痛、胃食道返流、不适环境因素（如太热）等。最常见的引起婴幼儿期宝宝夜醒的原因是睡眠启动相关障碍，实施早期干预，宝宝可以恢复正常。

睡眠启动相关障碍引起的夜醒，常持续3周以上，造成宝宝夜醒的常常是人为因素，包括经常需抱着睡、摇晃着睡、含着奶头睡，等等，甚至需听音乐或者看电视睡觉。一旦宝宝失去这些人为环境条件，醒来就无法再入睡。很多家庭哄宝宝睡觉的过程就是这样开始的，由于没有及时去掉人为帮助宝宝入睡的条件，最后造成宝宝没有这些人为条件就无法再入睡。

要首先排除宝宝因各种躯体或者心理因素引起的夜醒。纠正的方法有快速消退法、逐步消退法等。所谓快速消退法，就是将宝宝依赖入睡的环境因素快速彻底去掉；逐步消退法就是缓慢逐步地去掉这些因素。这个过程中，父母的耐心是关键。摇着才能入睡的宝宝，可以将其放在床上，轻轻拍打背部或臀部使其入睡。父母一旦决定不再摇晃着宝宝睡觉，放在床上就不要再抱起来，否则，下一次就不起作用了。

夜惊症

夜惊症又叫睡惊症，也是睡眠障碍的一种，表现为宝宝在睡眠中突然惊醒，并伴有强烈的焦虑和自主神经症状。发生这种状况的宝宝中男孩要多一些。患有夜惊症的宝宝中有一半有家族史。睡前宝宝过度兴奋、受到惊吓、听恐怖故事等都可以诱发夜惊症。

夜惊症常在宝宝入睡后的头两个小时内发作。发作时宝宝突然哭叫、惊起、手足舞动、表情惊恐、气急颤抖，并伴心动过速、呼吸急促、皮肤潮红、多汗、瞳孔散大、肌张力增加、对呼唤无反应、意识蒙眬、缺乏定向力等症状。严重者一夜发作多次，发作持续1~10分钟后又复入睡，次日不能回忆发作经历。发作时可伴有不连贯的发声、排尿现象。

父母发现这种现象后不要惊慌失措。需要先排除造成夜惊症的因素。频繁夜惊的宝宝可以到医院就诊，在医生的指导下适当用药。为了避免宝宝患夜惊症，父母一开始就要有培养宝宝良好睡眠规律和习惯的意识，要尽量让宝宝的睡眠环境保持安静，避免睡前让宝宝兴奋或受惊吓，同时为宝宝建立安全感。

生长问题

身高不够（矮小）与生长激素

宝宝到了2岁或者3岁，仍然比较矮小，父母就比较着急，希望宝宝迅速长高，赶上同龄的宝宝。因此，一听说有生长激素，父母就马上想到是否可以给自己的宝宝用，以促进身高的增长。

注意！用生长激素是有指征的，千万不要轻易给宝宝用生长激素。

宝宝身材矮小首先要考虑遗传因素，然后评估喂养和营养，再评估运动量，最后才考虑其他原因。所以，当宝宝生长发育落后时，应该首先去儿童保健科就诊，在医生的指导下，改善喂养条件，并进行必要的训练，促进宝宝生长发育。如果宝宝的身高的确比同龄儿矮很多，出生时又是小于胎龄儿，同时还存在其他方面的发育迟缓或发育异常，应该去儿童内分泌/代谢科就诊，并在专家的指导下进行检查，排除各种影响身高增长的可能性疾病。

父母使用生长激素要慎重，不要因为单纯地想让宝宝长高而过早地使用生长激素。如果要使用生长激素，需要带宝宝先去三级以上医院做相关检查，在经正规的检查和诊断后，确认宝宝具有生长激素的使用指征时，才能在专科医生的指导下使用。

消瘦

消瘦是指以身高评价体重时(就是我们常说的"身高的体重"这个指标)，体重低于该指标两个标准差。一般说来，消瘦的宝宝身高正常，甚至有些消瘦的宝宝身高比同龄儿要高。

为什么宝宝会消瘦呢?

体重不增才会消瘦。消瘦一般是宝宝在一段时间内进食不好引起的。宝宝消瘦伴有矮小，需要排除一些慢性病或长期营养不良的原因。宝宝身高正常，只是消瘦，则应考虑以下的情况。

首先，要注意宝宝近期每日获得的总热量是否足够。消瘦的宝宝每日获得的总热量对体重的影响最大。其次，考虑宝宝每日摄取的蛋白质量是否足够。最后，考虑遗传因素。一般说来，父母双方都比较瘦，宝宝瘦体型的概率高达90%。另外，有些宝宝睡眠时间短，休息时间少，也可能是消瘦的原因之一。基于此，我们还要考虑宝宝运动量和摄入热量的关系。有的宝宝经常罹患消化系统疾病，如经常腹泻、腹痛等，也会影响体重增长。

所以，如果消瘦的宝宝总热量和总蛋白质的摄入量够，睡眠质量良好，活泼，其他方面发育正常，就不用太担心。只需要在儿童保健医生的指导下调整好营养，保持良好的生活规律，体重增长状况就可以得到改善。尽可能将体重维持在"身高的体重"指标的正负一个标准差之内即可。

如果宝宝消瘦的同时，伴有其他症状，如精神差、恶心、呕吐、脸色不好，甚至腹泻，就应该到医院就诊。

超重或肥胖

超重的宝宝越来越多了，肥胖的宝宝也不少。超重和肥胖都不利于宝宝健康成长。

中国2~18岁孩子肥胖、超重筛查BMI界值点（kg/m²）

年龄（岁）	男		女	
	超重	肥胖	超重	肥胖
2.0	17.5	18.9	17.5	18.9
2.5	17.1	18.4	17.1	18.5
3.0	16.8	18.1	16.9	18.3

注：BMI称作体质指数，英文为body mass index，指体重（kg）÷身长的平方（m²）。国际上推荐BMI作为评价2岁以上儿童和青少年肥胖的首选指标。

举例：宝宝2岁，体重16千克，身高90厘米（0.9米）。

$$BMI=16 \div 0.9^2 = 16 \div 0.81 = 19.75 (kg/m^2)$$

对比上表，宝宝的BMI为19.75kg/m²，超过了该年龄的肥胖标准18.9kg/m²，该孩子为肥胖。

父母要重视宝宝超重的状况，查找超重的原因。造成宝宝超重的原因有很多，大多数是家长的溺爱，宝宝每日获取的营养太多，尤其是每日摄入的总热量过高，而活动时间和活动量都不够时，宝宝容易出现超重的情况。如果宝宝营养过剩，尤其是摄入总热量大大超过宝宝所在的月龄应该得到的标准，加上可能还存在营养结构不合理、活动量少等问题，宝宝就可能从超重儿发展为肥胖儿。

我们介绍一个最简单的办法来帮助父母在家中评价宝宝是否超重或肥胖。宝宝的体重超过同性别、同身高儿童标准体重的10%~19%，就是超重；如果超过20%，是轻度肥胖；超过30%为中度肥胖；超过40%，就是重度肥胖了。

大多数的宝宝开始都是单纯性超重。单纯性超重是热量摄入过高而活动不够造成的，这两者常常同时存在。此时，父母需要及时调整宝宝的饮食结构，将每日摄入的总热量控制在合理的范围内，同时延长宝宝的活动时间，并增加活动量。注意控制每千克体重摄入足够的蛋白质，将碳水化合物摄入量降下来，如减少米饭、面条、包子、馒头、面包等食物的摄入。如果宝宝平时喜欢吃油炸食品或者妈妈做菜时加入的食用油比较多，就要减少食用油的量，同时让宝宝停止进食油炸食品。如果没有控制好单纯性超重，宝宝体重继续增加，就可能发展成单纯性肥胖。

部分宝宝可能因为其他原因出现超重或肥胖，这叫作继发性超重或肥胖。这种类型的超重或肥胖是不同的原发性疾病造成的，或者只是某些疾病的症状之一，通常是一些内分泌疾病和影响人体代谢的疾病。这些疾病同时还有肥胖之外的一些其他伴随症状，这种情况就需要带宝宝去医院接受相应的治疗。

异食癖

异食癖是指宝宝持续并强迫性进食那些通常不作为食物的物质，如泥土、墙灰、石头及纸片等，且这种进食行为不是由其他精神障碍引起的。

异食癖可见于儿童期的各个年龄阶段，但多初发于2~6岁的儿童，男童较女童多见，农村儿童较城市儿童多见，发育迟缓的儿童多见。本病预后较好，症状随年龄增长而逐渐消失。

宝宝因为体内缺乏某种营养素，为了寻求维持某种特殊的心理快感，或出现某种精神障碍，均可引起异食癖。多数异食癖主要由心理因素导致，即宝宝通过异食来维持某种特殊的心理快感，但造成这种心理障碍的病因尚不清楚。身体内缺乏某种特殊的营养物质也易引起异食癖，如锌缺乏的患儿有异食癖，不少贫血或肠虫症（尤其是蛔虫症）患儿也有异食癖，以上均不能作为多数病例的病因。另外，发现物质剥夺（不喂食）、父母分离、家庭破裂及父母对儿童忽视、虐待等因素可能也是诱发异食癖的原因。部分发育迟缓儿也可因神经系统发育异常或是口腔感觉功能异常出现异食癖。

父母如果发现宝宝经常顽固而持久地嗜食一些通常不作为食物和营养品的物质，如泥土、墙灰、纸屑、沙子、油漆、毛发、带子、纽扣、衣布、指甲等，就要考虑异食癖的可能，需

01

幼儿期体格生长——家有儿女初长成

要查找原因。异食癖的宝宝一般较消瘦，常出现食欲减退、疲乏、呕吐、面黄肌瘦、便秘、营养不良等症状。

异食癖无特异性诊断方法，需要父母和医生的观察和判断。异食癖需要治疗，但无特异治疗药物，疗效取决于宝宝自身情况及病因。首先，在治疗过程中，父母应了解引起异食癖的心理原因。其次，父母要积极改善宝宝的饮食，改善其营养状况，多陪伴宝宝玩耍，大一些的孩子要改善学习环境，消除在学习过程中的心理压力。最后，需要到医院就诊，得到专业医生的指导。

生活问题

电子设备

电视、智能手机、平板电脑等移动设备已经成为我们每天生活的一部分。它们在带给人们许多便利的同时，也提高了人们罹患肥胖和睡眠障碍的概率。电子设备对宝宝的影响更大，从小看屏幕可以形成一种类似"依赖"的现象，长期下去，增长暴力倾向，诱发肥胖，让宝宝养成爱吃零食的坏习惯，同时会让宝宝产生强烈的依赖心理。电子设备对大一些的孩子影响更大，分散学龄前和学龄期孩子的注意力，让他们难以集中精力学习。

我们已经知道，促进儿童大脑发育的最好方法是帮助他们进入一种学习状态。看不同类型的节目也是一种刺激，这种逻辑看起来也没有什么错误。但研究认为，2岁以前的孩子是难以通过这样的方式理解节目中的内容的，而且沉迷电子设备占用了孩子真正玩耍的时间，也剥夺了亲子交流的时间。真正有质量的能够达到教育目的的节目，一定是在孩子能够理解和懂得节目内容的时候才能起作用。父母需要记住，与宝宝共同参与的非结构化的、随意的、碎片化的玩耍和学习对大脑发育的促进作用要远远优于电子设备。孩子在增强自我创新性理解、提升解决问题的能力、提升逻辑思维能力和增强运动技能方面更需要非结构化的随意的训练，而不是从屏幕上被动地观看，僵化思维模式。非结构化的、随意的玩耍和学习不仅是一种娱乐，而且给宝宝更多创新的可能，也增加了亲子互动的时间。

那么，如何才能在养育过程中合理安排电子设备的使用时间呢？为此，美国儿科学会和世界卫生组织专门就婴幼儿看电视的问题，给出如下建议：

● 不建议2岁以下的婴幼儿看电视或视频。相反，父母应该陪他们玩耍，因为这个年龄的孩子有社会交往的迫切需要。如果父母不能满足这个需要，孩子健康的大脑生长会受损，从而延缓智力的发育。

● 2岁以上的儿童每天看屏幕的时间不超过1小时。要让这个年龄段的孩子回归游戏。类似电视这样带屏幕的电器不要放在孩子的卧室里。

身体活动与久坐行为

世界卫生组织在2019年4月首次颁布了《5岁以下儿童的身体活动、久坐行为和睡眠指南》。幼儿期的宝宝增加身体活动、减少久坐时间、确保睡眠质量，将促进身心健康，有助于预防儿童肥胖症以及在未来可能罹患的相关疾病，如代谢综合征。

24小时的活动模式：提倡用更加积极的游戏和运动取代久坐行为，包括屏幕时间。阅读、讲故事、唱歌、拼图、做游戏对孩子的发育非常重要。

1岁以内的孩子可以通过增加俯卧位伸展（一般不短于30分钟）、地板时间来活动身体，同时保证14~17个小时（0~3个月大）、12~16个小时（4~12个月大）的优质睡眠，包括打盹。

1~2岁的孩子可有180分钟以上的各种强度的身体活动，活动时间可分散于一天中的不同时段。每次受限时间（例如，坐在婴儿高脚椅中或束缚在抚养者的背上等）不超过1个小时。提倡亲子共读和亲子游戏。

3岁后的孩子，在每天180分钟的身体活动中，应有60分钟的中等到剧烈强度的身体活动，活动时间分散于一天中的不同时段。每次受限的时间也不能超过1个小时。

幼儿园

大部分的家庭送宝宝上幼儿园的时间是在三岁左右。但有些家庭的父母都比较繁忙，通常在宝宝2岁甚至更小一些的时候就送去托儿所了。

上幼儿园是宝宝第一次真正独立地参与到集体生活和活动中，是宝宝成长和发育过程中的一个里程碑式的事件。幼儿园是除了家庭以外，宝宝拥有的第一个社会烙印，会给宝宝留下"大家庭"的印象，对宝宝的身心发展都十分重要。

宝宝上托儿所或幼儿园的最佳时间是2岁到2岁半之间。这个年龄的宝宝达到了以下几个条件：基本可以自己独立去洗手间（小班小朋友的洗手间）；能自己吃饭；可以自己入睡；能听懂他人的话，并用语言表达自己的意愿；初步具备对环境的适应能力；具备走路和小跑等基本的活动能力；能够安静地坐上15分钟。

如果决定要送宝宝去幼儿园，应该至少提前一个月与宝宝沟通，告诉宝宝幼儿园是一个什么样的地方，为什么要去幼儿园。通常宝宝会好奇幼儿园好不好玩，有没有自己熟悉的小朋友，要爸爸妈妈陪他一起去，或者表示不去。

如果宝宝经常与同龄孩子一同玩耍，而且非常享受，曾经主动提出与自己熟悉的小朋友一同玩耍，甚至表现出喜爱与人交流的样子，那么，上幼儿园对这样的宝宝而言是一件非常开心且容易适应的事。如果宝宝很内向，见到生人不愿打招呼甚至排斥，或者平时与其他小朋友交流很少，不愿说话，那么，这部分宝宝就会比较难以适应幼儿园的环境。还有一部分宝宝处于这两种情况之间。

以下是判断宝宝对幼儿园适应程度的几个简单问题：

宝宝如厕能力	好	一般	不好
宝宝能独立进餐	是	一般	不是
宝宝喜欢与人交流	是	一般	不是
宝宝喜欢与小朋友玩耍	是	一般	不是
宝宝语言表达清楚	是	一般	不是
宝宝能很好地适应陌生环境	是	一般	不是
宝宝能够安静地听别人讲话	是	一般	不是

如果全部问题的答案都是"好"或者"是"，说明宝宝能够很快适应幼儿园环境；如果全部答案都是"不好"或者"不是"，说明宝宝可能需要较长的时间适应幼儿园环境；如果答

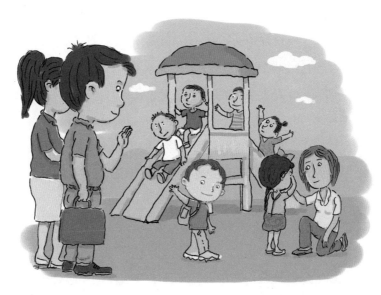

↳ 宝宝上幼儿园啦

案都是"一般"，宝宝可以在老师的帮助下较快地适应幼儿园的环境。如果宝宝某一方面不甚好或者不好，在送去幼儿园之前就要有针对性地进行训练，提高宝宝适应幼儿园环境的能力。

幼儿期疫苗接种

幼儿期的宝宝要完成法定疫苗接种，这类疫苗叫作一类疫苗，又叫计划免疫类疫苗，是保证宝宝不受传染病威胁的第一道防线。一类疫苗是由国家出钱免费给宝宝接种的。一类疫苗是每一个孩子都必须要按时接种的。以前的一些二类疫苗如乙肝疫苗等，现在已经纳入一类疫苗的范畴了。

在我国绝大多数地区，婴儿出生后，父母都会从出生医院获得一份"免疫预防接种证"，上面明确标出各种需要接种的一类疫苗、何时适宜接种哪类疫苗。一般说来，接种证已考虑到地域性差异，有些在本地区不存在的疾病，不会推荐当地儿童接种。

父母经常问的问题是：哪些不是国家法定的疫苗可以给宝宝接种？有什么作用？对宝宝的健康有没有影响？是否值得接种？

这部分国家没有规定必须接种的疫苗，我们叫作二类疫苗，属于可以选择接种的疫苗，但不是由国家法律规定一定要接种的，也就是说，是非免费的疫苗，需要家庭自费接种。二类疫苗是第二道防御工事，也称计划免疫外疫苗，由父母承担接种费用，包含十几种疫苗。这些疫苗通常价格相对贵一些。

在我国，给儿童接种的二类疫苗中，水痘疫苗、肺炎疫苗、B型流感嗜血杆菌疫苗等是接种率比较高的。二类疫苗接种的原则是：①父母对二类疫苗的作用和不良反应很清楚；②家庭能够负担得起费用；③有防患于未然的愿望。另外，如果宝宝身体的抵抗力比较差，如经常感冒、容易感染发热等，可以考虑选择性地接种二类疫苗，尤其是在流行季节前提前1~2个月接种。二类疫苗中的水痘疫苗、流感疫苗等，都是针对群体发生疾病流行的预防措施。这些疫苗预防的疾病未必当年会流行，也未必会产生严重后果，但传播速度非常快。如在幼儿园有小朋友水痘发病，可能几天之内一部分孩子就会被传染。

很多二类疫苗既有进口的也有国产的，打算给宝宝接种的父母可根据自己家庭情况选择。

请父母注意以下几点。

接种时要注意不良反应。有些宝宝接种疫苗后可能会出现不良反应。一类疫苗与二类疫苗接种最好间隔两周以上，如果出现问题，可以分得清是哪类疫苗的问题。按照有关规定，若是一类疫苗出现问题，应由政府负责，若是二类疫苗的问题，则需要和厂家取得联系。

有些情况在接种前需要得到医生的确认。

如正在发烧、体温超过37.5℃的宝宝，应先查明发烧原因。发烧往往是感冒、腹泻、流感、麻疹、脑膜炎等急性感染性疾病的早期症状，此时接种疫苗会加重病情，使病情变得复杂，给医生诊断带来困难。

有严重器质性疾病，如心脏病、肝病、肾病、结核病的宝宝如果要预防接种，要根据情况得到自己的主治医师的指导。患有这些疾病的宝宝体质比较差，对接种疫苗引起的轻度反应可能承受不住。同时，其身体器官不能承受额外的负担，接种后肝脏解毒、肾脏排泄的负荷都会增加，会影响患病器官的康复，还可能导致较重的不良反应。

　　有神经系统疾病的儿童，如有癫痫史、惊厥史者，要在医生的指导下接种。

　　（请参考第二册婴儿卷：预防接种部分。）

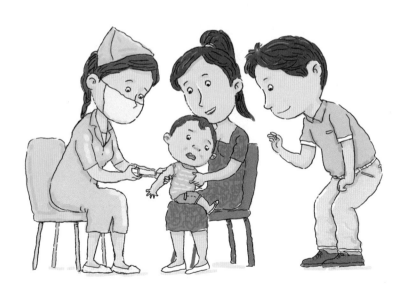

↳ 接种疫苗

中国疾病预防控制中心公布的扩大免疫接种程序

疫苗	接种对象月（年）龄	接种剂次	接种途径	接种剂量	备注
乙肝疫苗	0、1、6月龄	3	肌肉注射	酵母苗5μg/0.5ml，CHO苗10μg/ml	出生后24小时内接种第1剂次，剂次间隔≥28天
卡介苗	出生时	1	皮内注射	0.1ml	
脊灰疫苗	2、3、4月龄，4周岁	4	口服	1粒	第1、2剂次，第2、3剂次间隔均≥28天
百白破疫苗	3、4、5月龄，18~24月龄	4	肌肉注射	0.5ml	第1、2剂次，第2、3剂次间隔均≥28天
白破疫苗	6周岁	1	肌肉注射	0.5ml	
麻风疫苗（麻疹疫苗）	8月龄	1	皮下注射	0.5ml	
麻腮风疫苗（麻腮疫苗、麻疹疫苗）	18~24月龄	1	皮下注射	0.5ml	
乙脑减毒活疫苗	8月龄、2周岁	2	皮下注射	0.5ml	
乙脑灭活疫苗	8月龄（2剂次）、2周岁、6周岁	4	皮下注射	0.5ml	第1、2剂次间隔7~10天
A群流脑疫苗	6~18月龄	2	皮下注射	30μg/0.5ml	第1、2剂次间隔3个月
A+C流脑疫苗	3周岁、6周岁	2	皮下注射	100μg/0.5ml	第1、2剂次间隔≥3年，第1剂次与A群流脑疫苗第2剂次间隔≥12个月
甲肝减毒活疫苗	18月龄	1	皮下注射	1ml	
甲肝灭活疫苗	18月龄、24~30月龄	2	肌肉注射	0.5ml	第1、2剂次间隔≥6个月

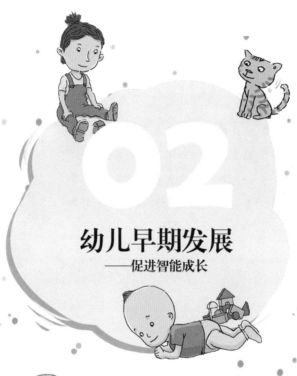

幼儿早期发展

——促进智能成长

● 幼儿期的智能成长有何特点?

● 幼儿期的行为模式有哪些变化?

● 幼儿期的智能成长目标是什么?

● 如何使宝宝的智能成长在幼儿期

得到飞跃?

幼儿期智能成长的基础知识

从婴儿期到幼儿期智能成长的连续性

通过对婴儿期宝宝早期发展和智能成长知识的学习，我们已经知道婴儿出生后第一个月就已具备了学习的能力。宝宝远比我们想象的要聪明得多，他们的学习能力也比我们预想的要强大得多。

人类天生就具备通过观察和体验事物来获取外界信息的能力和通过思考对所获信息进行处理的能力。更重要的是，我们的婴幼儿宝宝还具备在玩耍过程中对获得的信息进行反复验证的能力，这种能力可以帮宝宝实现对事物本质的认识。这就是我们在婴儿期已经提到的"观察—思考—探索"过程，这个过程会从婴儿期一直延续到宝宝长大后的每一个学习阶段。

其实，每一个宝宝都是个性化的天才，是具备自己特点的独立的个体。父母的重要作用就是将宝宝出色的潜能释放出来——幼儿期是延续婴儿期智能成长的最重要阶段。

父母除了在日常生活中享受与宝宝相处的乐趣，欣赏宝宝的每一个动作、每一个表情，并发现其中的进步，更重要的是要思考自己在与宝宝相处的过程中，需要做些什么才能最大化地开启宝宝的潜能，使之拥有的天赋得以充分展现。

幼儿期的飞跃

生命早期1000天，一般指出生前（胎儿期）至出生后两年，一共约1000天。出生后儿童期的1000天，是指出生至3岁。在这个时期，人的观察、思考、探索等基本能力将建立。幼儿期宝宝（出生后12~36个月）大脑发育更加完善，表现出器官组织连续性互动的能力，开始试图解决复杂问题、发展自我意识。在幼儿期，宝宝的想象力和抽象思维也迅速发展，产生思想（有自己的主见），开始学习独立思考。

幼儿期是智力发育与行为形成的最关键时期，也是体格发育的重要阶段。

智能成长的基础

我们已经知道，1岁时，宝宝大脑的重量已由出生时的380克左右长到800克左右，神经纤维之间的联系也变得复杂起来。到了幼儿期，大脑的重量还要继续增加，满3岁时，大脑的重量就有1 010克左右了，与成人的脑重量只相差400克。不仅如此，从大脑的结构来看，脑细胞的体积在增大，神经纤维在增长，更为神奇的是，神经纤维正在不断髓鞘化，就是在神经纤维外面套上了一个"鞘"。这个"鞘"不仅保护了神经纤维，而且使神经信号传导的速度快了上百倍。可见，髓鞘化的过程对宝宝神经系统的发育至关重要。髓鞘化的过程将在幼儿期全部完成。

由于神经髓鞘发育完善，父母可能发现，幼儿期宝宝对外界刺激更敏感、更警觉、更兴奋，兴奋过程也比婴儿期的宝宝集中而明显，持续时间也更长。

神经元结构

树突 ————

细胞体 ————

————— 神经末梢

细胞核 ————

轴突 ————

髓鞘 ————

神经元的结构与髓鞘化

神经系统发育完善为幼儿期宝宝的智能成长提供了生理基础。父母一定要记住，人的大脑组织发育是在幼儿期完成的。父母承担着为宝宝的体格和神经系统发育提供良好环境的责任。

人生最开始的头三年是大脑迅速发展和健全的最关键时期。婴幼儿时期的学习和发展，将为宝宝未来全面的智力发展和拓展进一步的学习能力打下坚实的基础。

父母要思考两件事：孩子大了，也更懂事了，如何不失时机地促进其全方位的智能成长，激发学习潜能呢？如何才能将这样一个过程融入日常的家庭生活中呢？

只有将促进孩子智能成长的活动融入生活，父母才能获得更多的互动时机，孩子才能在自然状态下，依托父母的帮助，在快乐的玩耍中学习，不断获取有效的学习体验，提高信息处理的能力，进一步激发潜能，逐步具备处理更多更复杂问题的能力。而父母与孩子保持亲密关系，与孩子进行积极的情感互动和协同合作，是孩子潜能得到最大激发、智能成长得到促进的决定性因素。

父母是孩子的第一任老师，而且是最了解孩子的育儿专家！让我们开始吧！

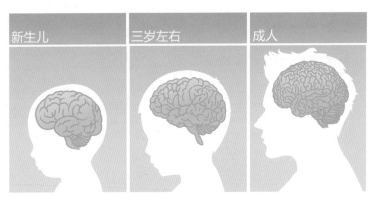

婴幼儿与成人大脑表面

👉 婴幼儿大脑与成人大脑对比图

幼儿期宝宝"观察—思考—探索"循环发展的特点

观察力增强，综合能力发展更快

这个时期，宝宝迅速生长和发育，尤其是大脑的发育、神经网络的形成，使宝宝多方面的能力得到迅速发展，宝宝可以主动获取更多信息。父母会注意到，宝宝的观察力明显增强，对周围发生的事件表现出极大的兴趣，在观察时，眼、头、四肢协调并用，随着事件的发展，宝宝的表情和动作也发生改变。

观察力增强极大地促进了宝宝综合能力的发展，表现为协调性和平衡性越来越好，从走路到逐渐可以奔跑、爬楼梯和跳跃。双手的控制力也不断增强，可以协调地操纵比较小的物品，甚至可以拆卸这些物品。

宝宝的语言表达能力也表现出惊人的进步。宝宝总希望在不同的场合表达自己的情感。无论是跟朋友玩，向父母和其他成人表达需求，还是在听故事，宝宝都仔细观察并表现出有参与愿望的肢体动作和语言。语言成为幼儿期宝宝获得知识和其他能力的最重要工具，是帮助宝宝更好地表达自己、融入环境、增强与周围人的联系的有力武器。

思考力提升，自主意识更加明显

幼儿期是宝宝主动处理获取的各种信息，逐渐构建自身感知体系的最重要阶段。宝宝通过听觉、视觉、嗅觉、味觉或触觉获取信息并不断积累，慢慢能够通过自己持续的探索（看、听、闻、触摸）进行思考，感知各种概念（如物质的形状、大小、多少，可吃的东西，轻与重），不断练习各种技能（如握拿、搭建、分类），并主动着手解决遇到的各种问题。宝宝的想象力也如展翅的小鸟，开始飞翔。他能够把简单的画面记在自己的脑海里，开始以涂鸦的形式再现记忆；学习模仿成人的一切，尤其热衷于假扮游戏。其实，这就是宝宝积极思考，构建自己知识体系的开始，也是思想形成的初期。

活动能力提升，探索范围增大

宝宝从自己获得的经历中逐渐强化自我认知，加深同周围人的联系，增加情感体验。由于学会了走路和奔跑，宝宝的活动范围大大增加，不断学习的愿望更为强烈。

对于幼儿期的宝宝来说，最适合成长需求的体验和经历就是学习。为宝宝营造一个轻松、快乐、充满新鲜刺激源的环境，让宝宝始终乐在其中，并在这样的环境中形成自己喜欢的活动和学习方式非常重要。父母要给予宝宝充足的时间去参与建立自信和形成自主感的活动。简单地说，这种自主感的体验主要通过两种方式获得：一是日常活动，二是玩耍。

日常活动中，稳定和规律都至关重要。比如，宝宝每天在相对固定的时间进食正餐、吃点心、排大便、玩耍、睡觉，在固定的时间离开或再见到爸爸妈妈，在固定的时间使用电子设备等。知道一件事情结束后接下来将发生什么或做什么，会给宝宝带来安全感，使宝宝的情绪稳定。安全感非常有助于宝宝增加对周围人的信任。当宝宝拥有这种信任感和安全感的时候，就会放心地、无拘无束地完成自己的"任务"，开心地玩耍、探索和学习。

　　玩耍对这个时期的宝宝而言意义重大，无论是生长发育还是智能成长，都与玩耍息息相关。父母一定要让宝宝有充足的时间和空间自由地玩耍，在国外，亦有人把玩耍叫作地板时间。和宝宝一起玩耍，不管宝宝是简单地模仿将杯子里的水倒出再倒进，还是模仿去超市买东西，或是主动为听到过的喜欢的故事创造一个新的版本，都对宝宝的生长发育和智能成长非常重要。

　　宝宝通过以上"观察—思考—探索"的学习体验过程，反复实践，逐渐建立起与家庭成员、同伴以及其他成人的亲密感和信任感，从而促进语言发育、社交情感的完善和认知的全面发展。除此之外，其他因素如体质、语言、所接触的人群等也可影响亲密感和责任感的形成与发展，特别是对于幼儿期的发

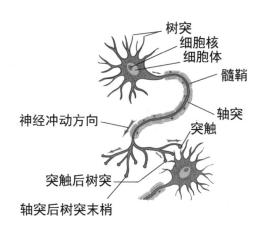

神经元不断发育，信息处理能力不断提高

展起到保障作用的体质（抵抗力）更是对这两种感觉的形成起到重要作用。

幼儿期宝宝的不断学习和进步，可以确保宝宝苗壮成长，并使其逐渐拥有社会性，为其2岁后进入幼儿园这个小社会打下基础。

12~36月龄宝宝发育的里程碑事件和行为模式

发育里程碑事件和行为模式

表7-1　宝宝在12~36月龄出现的与发育相关的里程碑事件（参考）

里程碑事件	获得的平均年龄（月）	意义
粗大动作		
独走	12	探索，在父母视线范围内
能跑	16	容易离开父母视线范围，需要注意安全
精细动作		
翻书	12	自主性增强
涂鸦	13	视觉感与运动逐渐协调
砌2块积木	15	开始组合物体
砌6块积木	22	需要视觉感、粗大动作及精细动作共同协调

续表7-1

里程碑事件	获得的平均年龄（月）	意义
交流和语言		
说第一个真正的词	12	开始标记
说4~6个词	15	记住事物和人的名字
说10~15个词	18	记住事物和人的名字
说两词短句（如"妈妈鞋"）	19	开始进入语法模式，知晓50个词汇左右
认知		
以自我为中心的象征性游戏（如假装从杯子喝水）	12	象征性思维出现
用木棍去取玩具	17	能够自己开始用行动解决问题
代表性游戏：假装和玩具娃娃玩（如给玩具娃娃喝奶）	17	象征性思维发展
象征性游戏	24	把一个物体象征为另一物体
学前技能	36~48	知道数字、颜色和数数

摘自《尼尔逊儿科学》第19版。

可见，宝宝已经可以自己"组织"游戏，主动参与到生活中并寻找乐趣了。这是一个巨大的变化。从幼儿期开始，宝宝的自主意识明显加强，父母在与宝宝交流时，方式和方法都需要做出改变，命令式的语言要逐渐减少，协商式和引导式的语言更有利于宝宝认知活动的展开。

02
幼儿早期发展——促进智能成长

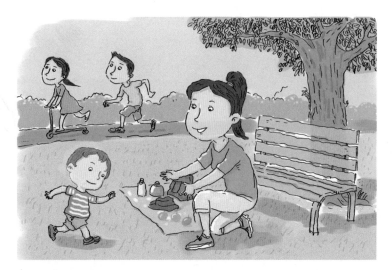

⌐► 奔跑的宝宝

表7-2　15~36月龄宝宝的行为模式（参考）

15月龄	
运动	独立行走，可以爬楼梯
适应性	能砌3层积木，用蜡笔画一条线，把葡萄干放进瓶子里
语言	语言杂乱，可遵循简单指令，能说出熟悉物品的名字（如球、灯），对自己的名字有反应
社交	用手指示来表明自己的需求，主动拥抱父母
18月龄	
运动	跑步不稳，单独坐小椅子，牵着一只手能上楼梯，翻抽屉和垃圾筐
适应性	砌4层积木，模仿涂鸦，模仿画垂直线，把葡萄干从瓶子里倒出来

续表7-2

语言	平均能说10个词，自己命名图片，认识1个以上的身体部位，如眼睛、耳朵、鼻子
社交	能自己进食，遇到困难会寻求帮助，能抱怨湿了或脏了，撅起嘴亲父母

24月龄

运动	拍手很协调，上下楼梯时可以一步跨一级楼梯，开门，攀爬家具，会跳
适应性	砌7层积木（21月龄时可砌6层积木），画圈，模仿画水平直线，模仿将纸叠一次
语言	把3个词连在一起（主语、谓语、宾语），如她是妈妈
社交	自如地用勺，喜欢讲述刚刚发生的事情，脱衣服时帮忙，能看图画、听故事

30月龄

运动	双脚交替上楼梯
适应性	砌9层积木，可画垂直及水平直线，但不会把线条交叉，可模仿画封口的圆圈
语言	用"我"指代自己，知道自己的全名
社交	帮忙收拾东西，假装玩游戏

36月龄

运动	骑三轮车，可单脚站立一会
适应性	砌10层积木，用3块积木搭"桥"，画圆，画"十"字
语言	知道年龄和性别，能正确数到3，重复3个数字或6个音节的句子，所说的话大部分陌生人也能够听懂
社交	玩简单游戏（如与其他小朋排成一排），帮着穿衣服（解扣子、穿鞋），洗手

摘自《尼尔逊儿科学》第19版。

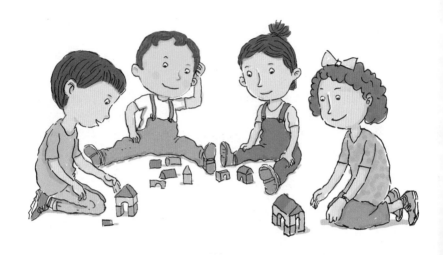

👉 15~36月龄宝宝：砌积木

　　这两个表根据美国经典的《尼尔逊儿科学》教材整理而来。这些行为模式是这个年龄段的宝宝的平均水平，但宝宝表现出来这些行为的时间不尽相同，有的早，有的晚。不管宝宝属于哪一类，出现这些行为的时间并不是宝宝的智能发育水平的完全表现，因为每一个宝宝在这个阶段受到的环境刺激不同，刺激的程度不同，表现出来的行为就有些差异。这些行为模式只是为我们进一步与宝宝互动提供参考。故15月龄之后是18月龄，15月龄的内容表示的是15月龄到满18月龄之前的行为表现。

　　幼儿期智能成长的目标

　　目标一：逐渐培养和增强宝宝对经历过的事和知识的记忆；

目标二：培养宝宝对各种行为后果进行预判的能力；

目标三：帮宝宝体验各种解决问题的方法；

目标四：促进想象力和象征性思维的发展；

目标五：引导抽象思考能力和抽象表达能力不断发展；

目标六：探索各种物品，并逐渐形成数字的概念；

目标七：通过从简单到复杂的探索，实现早期科学启蒙；

目标八：通过音乐、戏剧、舞蹈等艺术体验，进行创意性的表现（模仿）；

目标九：通过日渐丰富的运动形式保持身体健康；

目标十：开始了解一些社会现象。

萌医生给父母的几点建议

给宝宝安全感

幼儿期的宝宝独立性明显增强，活动范围增大，发生意外伤害的概率也增高。父母要重视宝宝对独立的渴望和对安全感与爱的需要，平衡好培养宝宝独立性和保护宝宝之间的关系。既要放手让宝宝独立成长，又要保证宝宝的安全。因为在走向独立的过程中，宝宝尤其需要安全这个基础，安全是支持宝宝大胆探索和发现的条件。这个安全的基础就是与可信任的成人（主要是父母和家人）之间稳固的亲子关系，减少环境造成的危险。如此，宝宝才能开始尝试独立，同时敢于并经常寻求成人的帮助和关爱。

信任宝宝

作为父母，我们应该让宝宝在日常生活中拥有对某些事情的控制权和选择权，帮助他们提高自主性。在他们尝试新事物时给予鼓励，在他们经历新事件时给他们支持。同时，父母也要接纳孩子独特的个性和成长轨迹，以及成长路上的各种不完美。正是这些不完美，促进了宝宝自己独有的特点和个性的形成，这将成为他未来的竞争优势。

释放宝宝的想象力

宝宝的学习过程遵循着皮亚杰*感知运动规律。幼儿期的宝宝开始通过一些新的方式操控事物，并通过自己的理解得到不同的结果，比如，搭积木（搭成什么样子）、拆卸玩具汽车（观察玩具汽车的结构）、将东西塞进手机或电脑的插孔中，等等。这是宝宝好奇的表现，是培养宝宝对事物的兴趣的必经阶段，也是宝宝心智逐渐健全的必经过程。宝宝开始对一些以前接触到的东西感兴趣，并似乎知道之前仅用于玩耍的某些物品还有其他的用途，比如梳子可以用来梳头发，杯子用来喝水，木盒可以装东西，笔可以用来画画，因此就会玩出一些新花样。

宝宝学习的重要方式表现为对父母或者年长儿童行为的模仿。宝宝的想象力以假想的形式表现出来，这具有一种象征性意义，这种想象在游戏中表现明显，如宝宝假装从空杯子中喝水，用勺子在空的容器中捞东西，用一个形状与飞机相似的物品假装飞机来了，等等。请保护宝宝这种宝贵的模仿力和想象力。

关爱与互动是关键

父母对宝宝的关爱、安抚以及亲密无间的沟通与互动，是激发宝宝潜能的关键。父母对宝宝的潜能激发起着决定性作用，任何人都无法代替，受到肯定与激励的宝宝自信心会大大增强。当发现宝宝出现一些错误的行为时，如"欺负"照看他的阿姨、不理人等，父母要寻找合适的沟通方式，坚决、一次性地在爱的前提下给予处理，用最合理的方式帮助宝宝改掉不良行为。

*皮亚杰提出了认知发展四阶段理论。（1）感知运动阶段（0~2岁），这时的婴儿初来这个世界，需要靠看、听、触等感觉以及自己的运动来认识世界；（2）前运算阶段（2~7岁），这时的个体开始运用简单的语言，并能用语言思考；（3）具体运算阶段（7~12岁），出现了逻辑思维和运算，但一般只能对具体事物或形象进行运算；（4）形式运算阶段（12~15岁），此时的儿童已经不必依靠具体事物或形象，可以进行抽象思维。

感知运动阶段又分为六个亚阶段。

第一个亚阶段：出生后0~1个月，受各种原始反射的影响，婴儿反复进行各种反射动作。通过不断重复，发展视觉、听觉、触觉等。

第二个亚阶段：出生后1~4个月，各个感觉运动器官继续发展，且开始相互协调，如看—听、吸吮—抓握和看—抓握等协调形式。此阶段婴儿抓起一个物体放在眼前，并不是因为对这个物体感兴趣，而只是享受把东西成功抓到眼前的过程。

第三个亚阶段：出生后4~8个月，主要表现为能不断重复同一件事，产生兴趣，比如摇拨浪鼓，发现能发出有趣的声音，故不断摇动。与第二个亚阶段本质性的区别是：开始真正对外界物体产生兴趣。

第四个亚阶段：出生后8~12个月，以出现"明确的、有意图的、有目标的指向行为"为特征。为了抓到远处的物体而把近处的物体推开。皮亚杰认为这是"最早真正有智力的行为模式"，具有里程碑意义。

第五个亚阶段：出生后12~18个月，开始用各种新的手段进行探索，比如啃、摸、扔。为了拿到远处的物体，会尝试各种各样的手段，甚至使用简单工具。

第六个亚阶段：出生后18~24个月，出现了符号表征能力。不再反复尝试不同的方法，而是在做之前先想一想，在大脑中把可能的"方案"想象一遍，然后再决定如何行动。此阶段幼儿开始深刻理解语言，学会了假装游戏（如给洋娃娃喂饭）和出现模仿行为等。

· 12~18月龄宝宝智能成长综合训练 ·

　　知晓这个年龄段宝宝的智能成长过程对父母有很实际的意义，父母可以随时实践。多数父母通常只能记清楚自己的孩子什么时候开始坐、走路，却无法记起宝宝发育过程中其他的具有里程碑意义的事件。宝宝开始走路有象征独立的意义。但实际上，开始说话和与人交流的表现具有同样重要的意义。

　　12~18月龄这个时期，父母应鼓励宝宝勇敢地探索周围的环境，要激起宝宝对这个世界的好奇心，并保护好这种好奇心。同时，父母也要牢记，如果宝宝走出父母的视线，意外伤害的风险就会增加。因此宝宝探索的整个过程都需要父母的看护。

　　宝宝在独立和安全感两个方面的冲突表现明显。他们可能发脾气、不按时吃饭、只知道玩耍，父母只需要把宝宝很多任性的行为控制在合理的范围之内就可以了，不必过多责备。

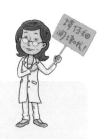

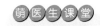 萌医生课堂

做放手不放眼的父母

父母必须要认识到,在与宝宝互动时玩什么东西不是最重要的,最重要的是怎么玩。与宝宝玩耍时,父母与宝宝之间的互动要有逻辑性,但不一定要讲出科学的道理(宝宝还不需要懂得深奥的科学,这个阶段逻辑性比科学性更重要)。逻辑就是做事流程的合理性。很多父母都没有意识到,对宝宝而言,其实自发的、有趣的游戏比任何精心设计的、购买的游戏都更有学习价值。因此,充满创意的家庭游戏是非常适合宝宝的。

有的父母担心,如果不能及时给宝宝展示最真实的世界,宝宝就无法对这个世界有直观而真实的感受。其实不完全是这样。随着年龄的增长,宝宝在成长过程中会慢慢了解和感知各种事物及其运行模式。他会逐渐知道一切事物都有其存在的意义,就好像笔用来写字、牙刷用来刷牙、杯子用来喝水一样。

正是宝宝的观察事物运作模式和趋势的能力,构建起他对世界的真正认识。我们只是牵着他的手,陪他长大而已。

认知发展

　　婴儿期的实践已经让我们知道，认知发展是学习、思考和推论的过程，是宝宝智能成长中最重要的部分。从认识了解周围的事物，到学习使用工具和解决问题，宝宝的认知在不断完善。而其他能力的发展，包括社交与情感、语言与表达、身体运动的发展，又反过来进一步促进了认知的发展，使宝宝得以全面发展。父母与其他的家庭成员通过与宝宝互动，为宝宝提供安全且具引导性的环境，同样对认知发展有积极的促进作用。

　　因此，宝宝接触的人和物、所处的环境和受到的各种良性刺激，是认知发展的关键。

12～18月龄宝宝认知发展的重要观察点

　　模仿行为开始出现，如给布娃娃喝水。

　　试图通过自己的努力来解决新问题，如尝试借助工具获得玩具。

　　有了对空间感的最初认识，如企图站在凳子上取到放置在高处的东西。

　　开始主动探索环境，如反复打开和关上水龙头，反复打开和关上电灯等。

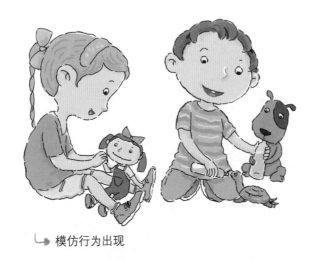

┗▶ 模仿行为出现

12~18月龄宝宝认知发展的表现及互动建议

开始记住熟悉的人和物的名称

■ **表现形式**

指着图画书上的小猫，说"小猫"。

会唱几句简单的儿歌（吐词不清）。

跟认识的小朋友打招呼，叫小朋友的名字。

■ **互动建议**

准备宝宝感兴趣的绘本和各种动物、交通工具等的主题图片，与宝宝一起看图说话。

与宝宝对话时尽量多用宝宝熟悉的语言，与宝宝一起分享他感兴趣的家人和身边的事情，如奶奶带宝宝去了公园，公园池塘里有红色的鱼，树上有小鸟等。

与宝宝玩"说说看"游戏，让宝宝说出身边某件物品的名称。

认知小游戏：猜猜猜

将家人的照片、印有各种物品的卡片分装在不同颜色、不同大小的盒子里面。和宝宝一起猜盒子里面有什么，再一起打开盒子，拿出图片，并说出图片上画了什么。

■ **注意事项**

看是刺激视觉，说话是刺激听觉和发音器官，两者同时应用对宝宝大脑的发育具有很强的刺激作用。当宝宝得到反复的视觉和听觉刺激时，记忆细胞也会受到刺激，从而促进大脑细胞间的网络连接，记忆功能就开始完善了。

经常反复与宝宝互动，激发宝宝的兴趣，信息就会反复传输到大脑相应的区域，促进宝宝神经发育，帮助宝宝形成记忆。

遵守日常安排，在父母的提示下能找到放东西的位置

■ **表现形式**

能听从简单的指令。比如，妈妈对宝宝说："你的小帽子放在哪里呢？去拿过来给妈妈。"宝宝会去拿帽子。

在游戏中表演熟悉的日常活动（如起床、吃饭或睡觉），并能参与一些日常的准备工作。

■ **互动建议**

固定日常活动和每日安排。在穿上外套后问宝宝："接下来我们要做什么呢？"让宝宝说出下面的活动，如上街或去邻

居家玩等。

保持环境整洁，把玩具和其他物品放在固定的位置。

准备好简单的角色扮演道具，通过与宝宝一起玩角色扮演游戏，一起谈论正在做的事情，使其熟悉日常活动。可以将具有连续性的活动依次说出来，小鸟叫了，可以起床了，穿好衣服，刷牙，洗脸，擦宝宝霜，吃饭。

■ **注意事项**

父母可以根据环境创新游戏形式。这其中最重要的一点，就是要让宝宝有当家做主的感觉，有存在感和自主性，让他表达，让他去拿东西，让他在游戏中担当主角，使其在玩耍中学会思考，具备逻辑思维能力。

> 重复某一动作，预测结果，发展对空间的认识

■ **表现形式**

反复按马桶的把手，并看着水冲走，反复开灯和关灯等。

反复做同一个游戏，乐此不疲。

坐在骑乘玩具上，并用脚蹬，使玩具向前移动。

正确地推、转和拉玩具箱上的按钮，让动物或小人弹出来或者让音乐响起来。

■ **互动建议**

提供大量的机会让宝宝体会因果关系。给宝宝提供可以自己动手玩的玩具、物品或工具，如玩具工具箱、"魔术箱"、小汽车、电动陀螺、旋转小人、音乐盒等。指出并描述因果关系，如"当你把水龙头打开之后，水就出来了""按住这个开

关，小人就跳出来了"。

自制探索瓶。将五颜六色的彩色纸条放在玻璃瓶里，摇动玻璃杯，让里面的色彩不停地变化。和宝宝一起看万花筒。

■ **注意事项**

因果关系对宝宝建立想象力有很大的帮助和促进作用。如果宝宝按下两个或三个按钮就能开动玩具，或者转几下发条就能使音乐盒响起来，宝宝就会渐渐了解到，他的行为产生了结果，什么样的行为可以引起什么样的结果。这对激发宝宝探索的兴趣也非常有意义。

> 开始有了空间感，认识空间

■ **表现形式**

注意到家里的房间是相通的，能通过声音知道妈妈在房间中的位置。

知道站在小凳上可以拿高处的东西。

当父母在远处用眼神或者动作表达对宝宝的关爱时，宝宝会兴奋。

■ **互动建议**

可以把玩具放到宝宝看不见的地方，告诉宝宝玩具在哪里，让宝宝去找。

有意识地与宝宝远距离对话，告诉他你在哪里，在干什么，帮助宝宝建立空间感。

看到宝宝搭出的积木或者用玩具摆出的任意造型，要适当给予表扬，并观察宝宝的表情。

■ **注意事项**

宝宝虽然不知道父母离他到底有多远，但他听到父母的声音就能判断父母正在向他靠近。宝宝的脑海里已经有一幅"地图"，标示着父母的大概位置或者某一物品的位置，并会渐渐了解如何才能靠近远处的父母或物品。

开始知道一些规范和礼仪

■ **表现形式**

当看到父母在准备午餐时，会向餐桌走去。

当别人给他东西时，会说谢谢。

当看到有人离开时，会挥手说再见。

■ **互动建议**

在日常生活中，要有意识地给宝宝描述过程，如"我先给你换尿片，然后给你洗手""洗完手，再吃饭"。

宝宝手脏了，可以说"洗干净手才可以继续玩耍"。

出门时，对宝宝说"外面太阳很大，我们戴上帽子"，或者"外面在下雨，我们带上雨伞"。

■ **注意事项**

父母要注意教宝宝学习礼仪。教宝宝学会说"你好""再见"和"谢谢"等。

表现出对配对和分类的兴趣

■ **表现形式**

当父母告诉宝宝"找一块跟这块一样的红色积木"时，宝宝会立即去找另一块红色积木。

给宝宝一个盒子，并告诉他把汽车都放到盒子里时，宝宝会把各种汽车一起放进去。

用小容器往大容器里装东西，如用铲子将沙子舀进桶里。

按自己的想法把布娃娃排成一排。

■ **互动建议**

给宝宝准备各种积木和各种可以配对、组合的，五颜六色的物品。

告诉宝宝物品的相同和不同之处，鼓励宝宝将相似物件进行匹配，如找颜色相同的物品或找形状相同的物品。

提供形状简单的拼图，如方形或三角形。

与宝宝一起做颜色分类游戏。用不同颜色的纸代表不同的水果，并剪成相应水果的形状，比如苹果、橘子、香蕉。再准备相应颜色的盒子，让宝宝根据颜色把水果装进对应颜色的盒子里，通过刺激宝宝的视觉，让宝宝了解不同事物的特征和共同点，增进宝宝对事物的认知。

■ **注意事项**

让宝宝在玩耍中提升对色彩、形状和大小的识别能力。这对锻炼大脑的逻辑思维和形象思维很有帮助，也能培养宝宝的自信。如果宝宝在分类时，只注意到颜色而忽略了形状，先表扬他对色彩的掌握，然后再加进形状的概念，让宝宝进一步分类。有两个以上的因素掺杂在一起，对宝宝而言，难度就会增加很多倍。

进一步意识到物品的相同和不同之处，喜欢玩水

■ **表现形式**

把水倒到筛子上，看着水流出，用筛子玩水。

把砂子倒进沙漏里，看着沙子慢慢流出。

洗澡时，故意把玩具按到浴盆的底部，看它慢慢浮上来。

把各种玩具放到水里玩。

■ **互动建议**

提供玩沙子和玩水的机会，准备好杯子、铲子、筛子、各种玩具容器、洒水壶、漏勺、玩具船等。

在透明的杯子里放置一块冰，和宝宝一起观看冰块融化。

用语言描绘物体所发生的变化，如"冰块融化了""水把沙子变湿了，好重""小船在水里浮起来了"。

和宝宝一起准备食物，如把牛奶倒入装有麦片的碗中，并搅拌。

认知小游戏：沙子和水

每个宝宝都喜欢玩水和沙子。为宝宝准备好各种各样、大小不一的小瓶、小碗、勺子，然后把这些东西放到水和沙子里让宝宝玩个够。通过把水或沙子从一个容器倒到另一个容器里，让宝宝体会水和沙子触感的不同、颜色和状态的不同。宝宝还喜欢感受物体在水中浮沉，所以可以在水中放不同重量的玩具。宝宝还喜欢体会干沙和湿沙的不同感觉，可以给宝宝机会体验这种差别。游泳或洗澡时是玩水的最好机会。这个游戏在整个幼儿期都可以玩，宝宝每次游戏的感受都是不一样的。

■ 注意事项

父母要充分发挥想象力，为宝宝创造有利于培养观察力和兴趣的条件。每一个家庭都可以根据具体的环境，设计各种游戏，让宝宝在玩耍过程中获得知识和快乐。宝宝对事物的认识是通过不断的探索而形成的，要为宝宝设计不同的游戏。当然，如果父母能够和宝宝一起玩耍，并不断给予提示而非干预，可以让宝宝的收获更大。

模仿他人的行为

■ 表现形式

用勺子假装给玩偶喂食。

看到大人对着电话说话，宝宝也会拿起玩具电话说话；如果父母生气时扔掉电话，宝宝也会拿起电话扔掉。

模仿开门和关门。

看到别人随着音乐跳舞，也会跟着扭动。

聚精会神地观察他人的面部表情。

■ 互动建议

准备玩具款的家庭用品，如玩具电话、玩具铲等。

播放有节奏感且轻快的音乐，和宝宝一起跟着节拍扭动。

和宝宝一起模仿不同动物的动作，如小白兔跳跳跳，小猫咪喵喵喵等。

在给宝宝朗读故事时，可以使用不同的声音和手势表现不同角色，还可以模仿各种动物的叫声。

■ **注意事项**

模仿是这个阶段宝宝认知发展的特征之一。模仿可以使宝宝心情愉悦，也是宝宝表达亲密、获得满足感、建立自信心、传达情绪的有效途径。培养宝宝的模仿行为，并让这种行为成为亲子交流的一种方式。如宝宝可能突然戴上爸爸的帽子在房间里走来走去，等妈妈发现；也可能把妈妈的大围巾披在头上。父母可以假装突然看见并大吃一惊，让宝宝感觉很得意而有成就感。

> 喜欢音乐，并发出声音、做动作

■ **表现形式**

随着音乐摇摆、拍手、跺脚及发出声音。

探索并使用乐器，尤其是敲击或摇晃能发出声音的乐器，听到敲打发出的声音会感到兴奋。

一起哼唱喜欢的歌曲，能记住简单的歌词。

■ **互动建议**

播放各种音乐（轻柔的或节奏欢快的），鼓励宝宝随着音乐拍手、摇摆。

准备敲击或摇晃后能发出声音的物品，如空的金属杯、玩具鼓、玩具琴等，让宝宝自由发挥。

把唱歌和跳舞作为日常活动之一。

■ **注意事项**

不限制宝宝的玩耍方式，鼓励宝宝创新。很多宝宝比较早地就可以随着音乐节拍摇动，有模有样，这也是模仿能力的表现之一。音乐可以帮宝宝产生节奏感，并让宝宝感到愉悦。家里可以经常播放一些适合宝宝的儿歌或轻音乐。

让宝宝用不同的物品相互敲打。

开始意识到陌生人和陌生的环境

■ 表现形式

开始发现人与人之间的差别，如对戴眼镜的人表现出好奇，对戴墨镜的人表现出诧异。

向熟悉的人微笑、问好。

对不认识的人投以不信任的眼光，有时会避开。

对新环境表现出好奇，甚至生疏感，在陌生人家时吵着回家或者显得安静。

■ 互动建议

教宝宝如何跟他没见过的亲戚或父母的朋友打招呼、微笑。

父母为宝宝树立尊重人的榜样，见到宝宝不熟悉的人时要给宝宝介绍。

经常带宝宝外出散步，给宝宝介绍周围环境中的事物，并延伸事物的内涵，如"这是大客车，可以装很多人的大客车""这是小轿车"等。

带宝宝去亲戚家，让宝宝感受不同的家庭氛围。

■ 注意事项

较快地融入环境是宝宝社交能力和情感发展的一部分，也是认知能力发展的体现。放松心情才能真正地享受环境。可以有意识地培养宝宝与人交往和适应环境的能力，如带宝宝去郊外看看大自然。

> 能说出身体部位和熟悉的人的名字

■ 表现形式

能从照片中辨认出熟悉的人的面孔并说出名字。

说出喜欢的朋友的名字。

打招呼时，会叫出大人的称呼或名字。

会按指令指出五官的位置。

■ 互动建议

一起看家人和朋友的照片。

经常叫出宝宝和身边人的名字，如大声说出"某某，你在哪里"，让宝宝记忆更多的名字。

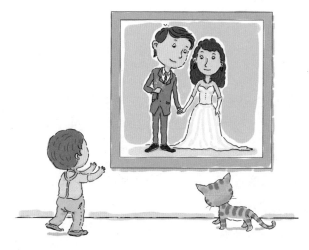

↳ 能够从照片中认出自己认识的人

对着镜子指着宝宝身体的各个部位，并说出名称。

给宝宝的玩具起名字，比如给每一个玩具娃娃和玩具动物都起一个好听的名字。

经常告诉宝宝周围物品的名称。

■ **注意事项**

记忆能力需要训练，从简单到复杂，从一般的名字到复杂的图形。有意识地锻炼宝宝的记忆力，可以提升宝宝的记忆力，加深宝宝对周围环境的认识。

科学思考开始萌芽

■ **表现形式**

对不同形状、颜色、气味的花朵表现出兴趣。

用手去抓鱼缸里不同大小、不同颜色的鱼。

用梳子梳头发并不断重复。

■ **互动建议**

给宝宝一朵鲜艳的花，让宝宝自己折腾，闻花香、扯下花瓣、看花瓣被风吹走。

和宝宝一起观察鱼在水里游动的姿势。

给宝宝准备梳子、牙刷，让宝宝自己去观察和体会不同物品的用途。

■ **注意事项**

观察力是思考的基础。花儿好看，有花香，花瓣可以摘下来；鱼可以在水里游；梳子用来梳头发，牙刷用来刷牙。这些常识看似简单，实际上是宝宝科学思考的最初萌芽。

社交能力与情感发展

婴儿期的宝宝学会了迈腿走路，这是发育过程中的里程碑事件，令人兴奋。但当宝宝能够行走后，宝宝的情绪也将发生明显变化。能够走路的宝宝对自己的新能力和能够自主控制与父母之间的距离而感到欣喜。宝宝不停地围着父母转，从父母身边走开，又走回来接受父母的安抚，然后再走开，如此反复。这是宝宝在充分享受走路的体验和控制力的表现。这也同时提示我们，独立行走的宝宝仍然十分需要安全感，他们将父母作为进行独立探索时的安全依靠。

安全与自主性

这里需要重点提醒父母注意的是，当宝宝对自己的成就感到骄傲并不断重复时，如果父母过度控制宝宝，阻止他积极探索，会带来负面效果。比如当宝宝准备跳下小板凳时，父母大叫"不要跳"（心里想的是危险），宝宝就会表现得缩手缩脚、自我怀疑、羞愧、愤怒，并开始缺乏安全感。正确的做法是，与宝宝建立稳固的亲子关系，当宝宝的行为有潜在的危险时，父母要立即评估危险性，并做好保护宝宝的准备。如果宝宝不小心跌倒，要鼓励他自己站起来，并与他讨论为什么会跌倒；如果宝宝没有跌倒，要表扬，并告诉他从高处跳下时要注意哪些问题。放手不放眼，看着宝宝，眼睛不离宝宝，让他充分自由活动，走来跑开。

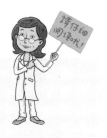

处理与调控情绪

关爱但不放纵，保持宝宝情绪稳定的关键是调控。

处理情绪是每个人都需要具备的非常重要的能力。如果宝宝一发脾气，父母马上拿着巧克力来哄他，宝宝以后发脾气时就会期望父母拿巧克力来哄，而不是努力自我调节，就会错失学会调控情绪的机会。宝宝在为某件事出现情绪失控时，可以逐步通过组织和调节自己的行为来达到目标，最终实现自我控制。

所有的宝宝都会经历发脾气的过程，发脾气是宝宝表达他们对要求不能及时得到满足的无能为力、压抑或是愤怒，一些宝宝还会通过语言表达自己的情绪。这个时候，如果父母能用表情、声音、动作等与宝宝沟通，回应宝宝的愤怒，但明确表示他发脾气是不受欢迎的，提出对宝宝控制情绪的希望，宝宝就会逐步明白并建立自己行为的上限。父母要学会对这个阶段的宝宝设立限制，如用口头警告、适当严厉的声音、肢体语言等，在必要时甚至可以对失控的宝宝给出有理由的处罚，如暂停宝宝喜欢的游戏和活动。

宝宝发脾气的时候，父母要弄清原因，采用适当的方法平复宝宝的情绪，但不是每一次都要迁就他，而是要表现出对宝宝的信任、关爱，并清楚地讲明理由。

幼儿早期发展——促进智能成长

133

12~18月龄宝宝在社交和情感方面的重要观察点

模仿其他人的行为，尤其是身边的成人和比他年龄大的儿童的行为。

越来越意识到自己是一个独立的个体。

对同伴的热情日益增加。

在自己喜欢的人面前放得开。

与自己喜欢的人短暂分离会感到焦虑。

所以，建议有幼儿期宝宝的父母特别注意以下几点：

（1）最好让宝宝与固定的抚养人相处（父母或其他抚养人），建立相互的信任感和依恋感。

（2）经常创造机会让宝宝与同龄儿玩耍。

（3）营造环境让宝宝体验和表达情绪，学习调控自身的情绪和行为，并发展积极的自我意识，不娇纵。

（4）尽量不让宝宝看屏幕。如果宝宝不小心养成了看屏幕的习惯，每次看的时间最好不超过20分钟。

（5）父母要少对幼儿说"不"，而应该经常对宝宝予以肯定（如果一定要说"不"，要对宝宝说明理由）。

（6）尊重宝宝的性格和情绪特点，在合理范围内满足其情感需求，要牢记宝宝综合发展的目标。如果家里有其他监护人，监护人之间要形成和谐的养育氛围。

父母喜欢将自己的孩子与别人家的孩子进行比较，有骄傲之处，也有焦虑之处。请记住，每一个孩子都是不一样的，孩子和孩子之间没有可比性。

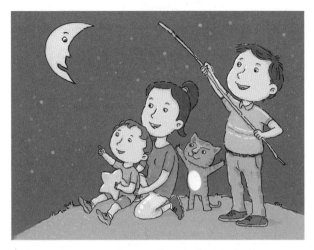
↳ 父母与宝宝建立相互的信任感和依恋感

萌医生课堂

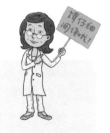

安全感和依恋感的重要性

这个时期，宝宝的社交情绪不仅与其他方面的发展（如语言、认知和身心健康）密切相关，而且还受到生物学因素（如遗传因素）、环境、父母和其他抚养人与宝宝关系的影响。在社交情绪发展过程中，宝宝将会通过眼神、声音、表情、动作来吸引成人和同龄人的注意。当宝宝从环境中获得安全感之后，才能真正开始大胆地探索周围环境。父母和其他抚养人要与宝宝共同建立起安全感和依恋感，这对宝宝发展自我意识、提升模仿能力和社交能力非常有益。

12~18月龄宝宝社交能力与情感发展的表现与互动建议

寻求安全感

■ **表现形式**

独自玩耍时经常会停下来寻找所依赖的人。

找不到父母时会四处寻找、哭泣。

向父母或抚养人索要拥抱或者安慰。

■ **互动建议**

为宝宝提供可以自由探索的环境，放手不放眼。

关注宝宝的活动并随时回应。

宝宝正在进行某项活动时不要打断他。

当宝宝用眼神或语言与你互动时，给予积极回应，必要时以拥抱和微笑回应。

赞美宝宝。当宝宝做成一件事或者完成某件事情时，给予肯定。

■ **注意事项**

安全感是宝宝独立自信的基础。父母要让宝宝感觉到被亲近、被关爱。多一些赞美。如果要对宝宝的行为提出批评，一定要说出理由。

开始主动寻求安慰和帮助

■ **表现形式**

需帮助时将物品拿给成人。例如，请求打开瓶子。

想吃冰激凌时，拉着父母走向冰箱。

主动和父母玩耍。

跌倒时，转头看父母的反应。

■ 互动建议

要敏锐地感知宝宝的需求，根据情况恰当地给予安慰和帮助。

使用词语描述出宝宝的需求，例如"你想让我帮你打开盒子吗？"

宝宝跌倒时，可以先假装没看见，观察宝宝下一步的表现。根据情况把宝宝牵起来或让宝宝自己站起来。

■ 注意事项

宝宝一方面想探索世界，另一方面又想从父母那儿获得安全感。探索世界的需求与依赖父母的需求同等重要。把握好了，对宝宝积极探索未知世界十分有帮助。

宝宝跌倒时，父母不要惊慌失措。跌倒是一种经历、一种体验，任何一个孩子都躲不开的。

主动与身边的人形成积极的关系

■ 表现形式

宝宝进入房间时，会走向父母，呼唤并一直看着父母。

只接受特定抚养人的特定照顾，只让同一个人帮忙进食或穿衣。

想听故事时，把书递给父母。

当父母或抚养人离开房间时表现出不安。

■ 互动建议

回家或进入房间时叫宝宝的名字，并说出他的变化，例如"嗨，小宝，我看到你穿新衣服了"。

离开宝宝时告诉他你要去哪儿，什么时候回来。

多互动，包括拥抱、对话、表扬及其他身体接触。

与宝宝一起讲故事、看书等。

让宝宝感觉父母非常愿意和他在一起。

■ 注意事项

当宝宝明白积极有序的动作能帮助自己达成愿望时，他才会把周围的环境看作是可靠的、有逻辑的地方。

如果从交流中得到满足和快乐，孩子就会对周围的世界更有兴趣，更加好奇地探索自己周围的环境和人之间的关系。

对抚养人的要求有反应

■ 表现形式

服从父母提出的简单要求。

在听到要求时，用眼睛看着父母确认对方的意思，做完后会注意父母给出的反馈。

■ 互动建议

当宝宝服从并完成要求时，要表示认可，如"真棒！你把玩具收起来了！谢谢宝宝，你做得很好。"

提出和宝宝一起玩简单游戏的建议，例如"我们来开小火车"。

■ **注意事项**

发出的指令要清楚、简单，让宝宝能够明白，然后去执行。

可以通过不断发出的指令帮助宝宝养成很好的习惯。

关注同龄儿童，并开始与他们交流，建立友好关系

■ **表现形式**

如果看到别的宝宝在哭泣，宝宝也会哭或变得忧虑、不高兴。

与其他宝宝在一起时，宝宝会观察其他宝宝的反应。

■ **互动建议**

经常创造机会，让宝宝与邻居或亲戚朋友家的宝宝待在一起玩耍，为上幼儿园做准备。

让宝宝有机会接触与自己年龄相同或年龄不同的孩子，鼓励宝宝和很多孩子在一起玩耍。

给几个孩子讲故事，并分别向孩子们提问。

■ **注意事项**

和其他孩子一起玩耍是宝宝"社交"的开始，宝宝会在这个过程中逐步建立群体意识。这个时候，也是建立是非观的开始。建立在是非观之上的早期关爱行为模式与利他行为模式开始形成。

父母要有意识地教宝宝学习与他人相处时的态度和礼仪。

喜欢与同龄儿童游戏和玩耍

■ **表现形式**

开始选择自己喜欢的玩具。

在其他宝宝身边玩耍，关注他们的玩具。

玩耍时观察同龄儿童的表现。

模仿同龄儿童，要别人的玩具。

■ 互动建议

提供足够的场地、充分的时间和宝宝们喜欢的玩具，让几个宝宝能够在一起尽情玩耍。

对宝宝的模仿或观察表示认可。

当几个宝宝争抢同一个玩具时，要注意培养宝宝的谦让意识，但更重要的是建立秩序感，如"先让小新玩5分钟，然后就轮到你了"。

■ 注意事项

让几个宝宝尽情地、自由地玩耍，尽量不要干预宝宝们。

父母需要在旁边观察，必要时给予指点。指点的重点是帮助宝宝建立友爱意识，教会宝宝谦让，将规矩和秩序感传递给宝宝——大家的玩具大家玩，喜欢的玩具换着玩。

> 频繁地以各种方式模仿父母或同龄人

■ 表现形式

模仿其他儿童或父母的较复杂的行为，如躲猫猫遮脸。

开、关电视，拿起手机假装打电话。

模仿其他儿童玩玩具或做游戏的方式。

■ 互动建议

主动回应宝宝的话语，积极与他们对话。

和宝宝一起做简单的互动游戏。

当宝宝模仿其他儿童的动作时，给予鼓励，如"你堆积木和哥哥一样好"。

■ **注意事项**

宝宝提高学习能力需要得到支持。与宝宝一起对话，玩游戏，鼓励宝宝完成一件新的任务，可以让宝宝享受自主性和成就感带来的乐趣。

乐于表达丰富的情感

■ **表现形式**

在与父母或抚养人道别时表现出强烈的伤感。

当和小朋友们聚在一起时表现出喜悦之情。

喜欢某个人时会表露出来，如希望被这个人抱、亲吻或想与这个人一起玩耍。

■ **互动建议**

离开宝宝时，告诉宝宝自己什么时候回家，并对他说再见。

提前告诉宝宝一会儿要做什么，如"我们在这儿玩耍很久了，要准备回家了"。

玩游戏，读书，拍下宝宝的一些精彩瞬间。

■ **注意事项**

不要压抑宝宝的情感。要适时适度对宝宝流露出来的情感给予肯定和回应。

父母也可以通过玩游戏、讲故事等方法，让宝宝逐渐丰富自己的情感，并知道怎样应对各种场面。

表达和管理情绪

■ 表现形式

用语言和肢体表达情绪，如哭闹、低头。

远离令他不高兴的事情或环境。

在得到帮助的情况下能控制情绪。

■ 互动建议

了解宝宝为什么不高兴，给予安慰，讲道理。

当宝宝因为得不到而不高兴时，可以给他选择的权利，如"你可以选择这个或者那个"。

给宝宝调整情绪的时间，帮助宝宝稳定情绪。

■ 注意事项

情绪是环境和内心交互后的反应。如果父母因为宝宝有不良情绪而一味呵斥，宝宝也会反抗，他会用力拍打地板，甚至咬人、扔玩具，以示不服。

处理情绪是建立稳定的逻辑思维的重要方面之一。在宝宝学习处理情绪的过程中，父母和抚养人起着非常重要的作用，要时刻注意自己的情绪对宝宝的影响。

自主意识不断增强，自我意识开始萌芽

■ 表现形式

开始自己进食。

在房间中以不同的方式活动、探索，沉浸在自己的小世界里。

尝试失败后会沮丧，成功后会高兴，会把成果展示给父母或看着父母希望得到赞赏。

■ **互动建议**

让宝宝自己用勺子或用手进食。

帮助宝宝学会擦手或者擦脸。

关注宝宝的自理能力及兴趣，适时增加新的自理内容。

增加互动，及时给予表扬。

■ **注意事项**

萌发的自我意识把宝宝的各种行为模式结合在一起，来帮他们表达自己的情绪和想法。父母与宝宝更加复杂的互动从此开始，父母的一言一行对宝宝的影响越来越突出。

此时的宝宝更加善于模仿简单的声音和话语，从而促进大脑的发育。因此，父母更要在宝宝面前规范自己的言行。

开始认识到自己是一个独立的个体

■ **表现形式**

认出镜子中的自己。

拿着玩具时会说"我的"。

有的宝宝能说出"我来"。

■ **互动建议**

给宝宝看他和家人的照片，一起指出照片中的人。

提供多份相同的宝宝喜欢的玩具或物品。

和宝宝一起照镜子。

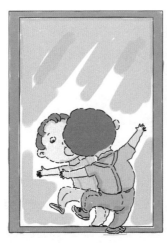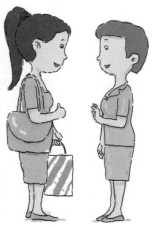

⌐→ 对着镜子里的自己玩耍

提供机会让宝宝自己动手，如去拿某样东西，或者把玩具放回原位等。

■ **注意事项**

宝宝将独立的情绪整合在一起，形成更统一的自我认识。

宝宝在不断变化的环境中经历不同的感受逐渐形成了自己的性格。

语言与交流能力的发展

宝宝对语言的理解早于语言表达。宝宝可以在12个月左右（或者更早）说出第一个真正的词语，在这之前宝宝已经能够对一些简单的短语做出正确的回应了，如"不""再见""给我"。到15个月时，大多数宝宝能正确指出身体的主要部位，并使用4~6个词语。这个时期的宝宝喜欢说一些多音节、让人听不懂的句子，但并不在意是否被人理解，宝宝大多数的需求和想法仍然通过非语言方式表达。

父母当知晓

这个阶段的宝宝开始使用各种姿势和语言，有逻辑地表达情感、愿望和需要。父母的手势、声音特征、语气语调以及其他的沟通方式都将极大地影响宝宝的语言、认知和动作的发展，因为宝宝从父母的这些表达中获取信息，然后再传达出自己的信息。宝宝似乎在"速记"，而父母用语言（语气语调也属于这个范围）和肢体表达以及叙述时的任何细节都会被宝宝记录在他的大脑中，并很快转化成他的语言和肢体动作。大声说话的父母、吵架的动作都会被宝宝"速记"下来，影响他的行为发展。这就是有些宝宝的表现与其父母相似的原因。

我们还需要知道的是，宝宝会按照先名词、动词，后代名词、形容词、介词、助词的规律，在1岁至4岁期间，进入语言发展的快速时期。宝宝1岁半以后词汇量迅速增加，2~3岁时增加更快，在2岁时，大部分宝宝能理解大约400个词，3岁时达到约1000个词，4岁约1600个词，5~6岁后，词汇量的增加渐渐减慢。

表8-1 幼儿期宝宝语言发育进程表

年龄（月龄）	理解语言发育	表达语言发育
12	• 知道家庭成员名字 • 熟悉物品名称 • 理解简单词组，如"再见""没了"	• 会用手势，如用手指物、摇头表示"不" • 可以说两个字，如"妈妈""爸爸"
15	• 知道家庭成员名字和自己熟悉的物品名称 • 知道身体部分器官的名称 • 理解简单词组，如"不要" • 理解简单的语言指示	• 会用手势和动作，如点头、转身 • 可以说除"妈妈""爸爸"外的两个字，如"车车""狗狗"
18	• 人、物名，图片 • 身体部分器官名称（2或3个） • 理解简单的语言指示	• 会用手势 • 能说15~20个字（每次表达2或3个字）
24	• 人、物名，图片 • 身体部分器官名称（至少7个） • 理解简单的语言指示	• 会用手势 • 词汇量扩大 • 2或3个字 • 不流利
36	• 几乎所有物品名称 • 方位 • "2"的概念 • 性别区分 • 理解连续的2或3个指示	• 正确用词，如单复数、发音、介词 • 2或4个字的句子 • 短语 • 流利
48	• 区分颜色 • "相同"与"不同"的观念 • 理解连续2或3个指示	• 可以用过去时 • 短语（主语、谓语、宾语） • 可以描述故事、简单的事情

摘自《尼尔逊儿科学》第19版并整理。

当父母问宝宝某样东西在哪里时，宝宝能够说出东西的位置。

宝宝能够指出自己知道名称的物品。宝宝会说出所知道的物品的名称。

在15~18个月时可以说出几个词语。

18个月后可以说出简单的句子。

能够说出包含有4个词语的句子。

能按照指令行动。

重复听到的话语中熟悉的词语。

宝宝的语言发展受各种因素影响，个体差异是很大的。有的宝宝可能在1岁多一点就能说出简单的句子，而有的宝宝2岁可能还不能说出简单的句子。但不管怎样，幼儿期是宝宝语言发育最为重要的阶段，把握此阶段的语言发展规律，对促进宝宝大脑的发育也很重要。但语言发育的快慢并不完全代表智力水平。有些语言理解阶段比较长、说话比较晚的宝宝，表达语言的进展会超过比较早就会说话的宝宝。因此，宝宝说话略晚，父母也不必太过担心。

02

幼儿早期发展——促进智能成长

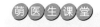

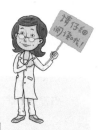

促进宝宝语言发展的简单原则

这个阶段，父母在与宝宝的交流上需要用些技巧，并坚持一些基本原则。促进宝宝语言发展的简单原则包括：

（1）帮助宝宝理解口头或手势语言；

（2）经常与宝宝对话，延续对话；

（3）制造机会让宝宝参与社交（与同龄儿、亲戚或父母的朋友相处），鼓励积极互动；

（4）多用提问和讲故事的方式提升宝宝的交流能力；

（5）语言表达滞后的宝宝，父母在确定不是疾病原因后，要多关注宝宝对语言的理解，帮助宝宝理解语言，学会表达；

（6）在语言游戏中关注宝宝的发音；

（7）父母要在有限的空间里安排一个可供宝宝随意活动的环境，多做一些宝宝参与度高的游戏；

（8）提供不同的道具，和宝宝一起玩角色扮演游戏，鼓励宝宝使用新词汇；

（9）多与宝宝交谈，及时回应宝宝的表达；

（10）与宝宝玩耍时尽量对活动进行详细描述。

对动词做出反应

■ **表现形式**

当父母说"跳呀跳"时会尝试跳跃。

拍手表示"欢呼""欢迎",点头表示"是",摇头表示"不",挥手表示"再见",会飞吻。

■ **互动建议**

及时解读宝宝的动作,如"你正在跳舞""你在叫""你正在玩娃娃"。

在唱歌或讲故事时,配合身体动作,用肢体语言强化。

向宝宝说明正在做的事情,如"吃饭之前要先洗手""吃饭时要坐在桌子旁""身子要坐直"等。

■ **注意事项**

当宝宝能够对父母的话做出正确的回应时,说明他已经能够理解语言中动词的含义了。此时,可以根据情景有意识地增加以动词为主的短句,并不断重复,如"拿""放下""过去""过来"等。

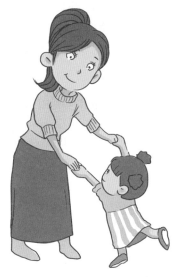

↳ 和宝宝一起玩耍

02

幼儿早期发展——促进智能成长

149

理解和描述简单的要求

■ 表现形式

通过口头或手势对简单、直接的句子进行回应，如在被问到某个身体部位时可以指出来（但不一定很准确）。

当听到"把穿红色衣服的娃娃拿出来"时，会在娃娃中去找红色的娃娃。

■ 互动建议

语言小游戏：指物说名

父母指着物品或身体的某个部位问宝宝"这是什么"，再替宝宝回答出相应物品或身体部位的名称，宝宝自然会模仿。

用同样的方式教宝宝认识颜色。

对宝宝发出指令，如"把球踢过来"。

■ 注意事项

语言的发展是宝宝综合能力发展的体现之一。所以，认识事物并用语言表达出来是一个循序渐进的过程，父母要不断增加宝宝接触和可利用的词汇。

重复说出同一个词语表达需求

■ 表现形式

使用可理解的词语，例如"爸爸""奶瓶""红色""倒出"。

重复一些动作，例如握手、拉钩、拍打、躺下等。

■ 互动建议

领会和欣赏宝宝说出的新词或手势，尽量猜测宝宝话语的意思，并多与宝宝互动交流。

延伸同类词语，如各种颜色、职业、玩具等。

营造积极轻松的家庭环境，认同并促进宝宝的语言发展。

■ **注意事项**

当一个词语被不断重复后，宝宝就会记住并逐渐可以使用。增加同类词语的刺激，有助于宝宝牢记词语，理解词意，正确使用。

努力说能听得懂的话

■ **表现形式**

指着物品，叫出名称。

按自己的方式说话，不管是否能被听懂。

用一个词或短语来表达几种不同的东西。

用一个词语表达整个句子。

■ **互动建议**

积极回应宝宝的话。

说出宝宝正在看、正在玩或正在指的物品的名称。

努力听懂宝宝含糊不清的语言，并适当纠正宝宝的发音。

教宝宝一些简单常用的手势。

将词语与手势和动作对应起来。

■ **注意事项**

宝宝努力表达自己想表达的东西的时候，需要得到鼓励和支持。父母要积极配合，让宝宝有兴趣和胆量继续表达，不能因为听不懂宝宝说出的话而横加指责，否则，宝宝就会害怕说话，甚至停止说话。

> 在社交中使用声音或词语

■ 表现形式

发声并指向某件物品。

说"是"或"不是"，让父母知道他想要的东西。

喜欢使用玩具电话讲话。

积极回应父母的话。

■ 互动建议

与宝宝单独交谈，或让宝宝与大家一起交谈。

提供宝宝与他人接触交流的机会。

列出一张涉及宝宝社交表达的词汇清单，并进行分类。

■ 注意事项

宝宝自言自语和与旁人交流的意义是完全不一样的。当宝宝与人进行交流时，体现的是一种社交能力，需要及时给予肯定。

> 背诵词语中的末尾词

■ 表现形式

听到歌曲或者短语时，表现出兴趣和兴奋，如"斗虫虫，斗虫虫，虫虫——飞！"

模仿动物的声音，例如，"呱呱呱""嘎嘎嘎"。

■ 互动建议

和宝宝一起反复哼唱同一首歌曲或阅读同一本书。

将儿歌的最后一个词空出来，看宝宝能否跟着唱，在必要时提醒宝宝。

■ **注意事项**

这是宝宝从词语过渡到整句的过程。宝宝要先能够听懂前面的部分，才能跟着唱出后面的一个词。父母可以根据宝宝进步的情况，不断更新内容。

从书籍中学习词汇

■ **表现形式**

喜欢关于日常生活的书籍（如吃饭、穿衣及如厕的书或家庭生活故事）。

对关于日常生活的词语感兴趣，如"吃饭""上街""买菜"等。

知道和应答熟悉的故事。

■ **互动建议**

选择简单易懂的图画书，通过图画，帮助宝宝将词汇具象化，加深宝宝对新词汇的理解。

每天在相对固定的几个时间阅读，选择宝宝喜欢的故事朗读，增加宝宝阅读的热情，加深宝宝对词汇的记忆。

与宝宝分享书中有趣的图片。

■ **注意事项**

讲宝宝完全能够听懂的简单的故事，让宝宝能够记住其中重要的词汇，如"公主""大灰狼""小白兔""大树公公"等，要帮助宝宝了解这些词汇的意义。

表现出喜欢阅读的兴趣和积极性

■ **表现形式**

挑选出自己喜爱的书籍拿给父母，并要求父母念出来。

重复阅读自己喜爱的一本书。

在某段时间里有一本自己最喜欢的书。

通过翻页、看图及模仿动作和声音进行阅读。

假装读书。

要求父母重复喜欢的儿歌、游戏或故事。

■ **互动建议**

根据宝宝的兴趣制作一些书籍或图册，如动物图册、家庭相册等。

让宝宝指出书上熟悉的图片及名字。

选择色彩丰富的耐用书籍，如可触摸的、可发出声音的书籍，同宝宝一起阅读、一起体验。

父母要兴致盎然地为宝宝读每一本书，这种状态会影响到宝宝以后的阅读习惯。

■ **注意事项**

大部分宝宝知道书里有故事，兴趣就会大增。要抓住合适的机会让宝宝喜爱上书籍，每天都定时阅读，让宝宝渐渐形成阅读习惯。

对各种读物感兴趣

■ **表现形式**

挑出喜爱的书或杂志，放在自己的大腿上阅读。

在没有帮助的情况下，可以自己拿书。

观看海报或其他图片。

■ **互动建议**

指导宝宝正确地拿书和翻阅。

与宝宝一对一阅读。

准备各式各样的配饰（如围巾、发带及围裙），对照书上的图片给宝宝看实物。

■ **注意事项**

宝宝还不知道书的正向反向。用封面有图画的书籍教宝宝正确拿书、翻书。

让宝宝在生活中看到书中图片的实物,宝宝会感到十分兴奋。

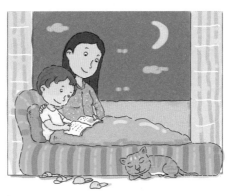

↳ 表现出阅读兴趣和阅读积极性

运动能力的发展

运动发育与脑功能的发育密切相关，大脑的形态、功能发育，神经纤维髓鞘化的时间与程度等都可以影响运动能力的发展，而运动能力的发展又反过来促进大脑的发育。由于运动发育是婴幼儿能力发展中较早开始的，儿童保健医生会选择运动发育作为行为评估发育最直接的指标，这也是用得最多的指标。

12~18月龄宝宝在运动能力发展方面的重要观察点

■ 粗大运动

大部分12个月大的宝宝开始扶走或独立行走。

15个月大的宝宝可以小跑着前进了。

可以踮着脚尖走路。

可以拖着玩具或拿着东西走路。

可以爬上爬下，跳上跳下。

■ 精细运动

12个月的宝宝已经可以有意识地拿起和放开物品。

16个月时，宝宝可以模仿涂鸦。

18个月时，宝宝可以自主涂鸦。

20个月后，宝宝开始搭立方积木，从2块到3块到4块，越搭越高。

到了3岁，宝宝已经可以画出人脸，甚至身体的其他一些部分了。

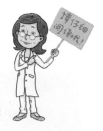

运动与认知相互促进，综合发展

在幼儿期同时提升宝宝大肌肉的运动能力（粗大运动）和小肌肉的运动能力（精细运动）的意义重大。通过视觉、听觉、嗅觉、味觉和触觉的综合感知，宝宝不断提升感觉—运动技能，能够完成更精细的动作，并形成健康的生活习惯。在这个阶段，宝宝将学会在伸手抓住和放下物品时控制自己身体的动作，这是一个很大的进步。

因此，父母要为宝宝提供可自由活动的环境和机会，提供可推拉的各种玩具，鼓励宝宝参与锻炼小肌肉的运动，如玩橡皮泥、堆积木，并不断为完善宝宝手指的精细运动创造条件，如画画、捡沙包、玩小球等，多带宝宝参与户外运动。

12~18月龄宝宝运动能力发展的表现与互动建议

上肢和下肢协调运动

■ **表现形式**

自己独立走路。

爬较矮的椅子和台阶。

坐在骑乘玩具上，用双脚推。

02

幼儿早期发展——促进智能成长

157

■ **互动建议**

最好有可以让宝宝攀爬的、低矮的、比较牢固的设施。

大胆放手让宝宝走路和慢跑。

让宝宝乘坐、蹬骑安全有趣的玩具，如小车、木马。

帮助宝宝做跳跃的动作。

如果家里的空间比较大，可以专门布置一个小角落供宝宝活动。

■ **注意事项**

父母可以大胆一些，宝宝感兴趣的运动都可以尝试，但一定要保证宝宝的安全。宝宝的胆量和技巧都是逐渐形成的。

> 表现出身体各个部分的平衡性、稳定性、可控性和协调性

■ **表现形式**

走路时可以推拉玩具。

坐在地板上抓住皮球。

两只手可以自由交换物件。

站立时，听到音乐会有节奏地扭动身体。

■ **互动建议**

让宝宝玩活动身体的游戏，如打滚、抛掷和踢皮球。

与宝宝一起玩追逐游戏，与宝宝一起跑动。

坐在地上把球推给宝宝，再让宝宝把球推给你。

提供可推拉的玩具。

放有节奏的儿歌或轻音乐。

■ **注意事项**

当神经系统发展到一定的阶段，宝宝的双手、双脚便可以协调地运动，身体的其他部分也会配合。

不断地练习，可以让宝宝比较早并且比较好地整合身体的动作。

宝宝会有更多肢体语言，期待父母的回应。他用自己的肌肉来协调动作，表达愿望和心情（跳舞、用手反复感知物品、敲打物品发出声音），在不知不觉间促进了大脑的发育。

> 眼部和手的动作能够协调

■ **表现形式**

能将适于该年龄段的拼图块放到适当的位置。

能堆2或3块积木。

将积木从盒子里拿出来又放回去。

撕纸，把纸撕成小块。

■ **互动建议**

给宝宝准备需要眼手协调的玩具，如拼图、杯子、套杯、积木盒等。

与宝宝一起玩球，可以踢球、投球。

玩撕纸游戏。可以准备柔软的面巾纸，供宝宝随意把玩，让宝宝感受自己小手的神奇。

■ **注意事项**

宝宝玩耍时产生的兴趣很重要，宝宝有兴趣就可以不断地在玩耍中学习。所以，要让宝宝喜欢上这类游戏，每天玩出新花样，启发宝宝的智力。

学习控制手部小肌肉

■ 表现形式

用拇指和食指握住笔。

挤出海绵里的水。

■ 互动建议

这个年龄段的涂鸦与婴儿期不同，父母可以提供各种稍粗一些的蜡笔、可擦的水彩笔，让宝宝拿来涂鸦。

■ 注意事项

宝宝在这项活动中感受色彩的变化，尽情地创作，他会觉得奇妙又有趣。

视力和认知能力提高，运动的准确性增强

■ 表现形式

追逐并企图抓住移动的大物品，如气球、大泡泡。

从有一定高度的地方反复爬上跳下。

■ 互动建议

和宝宝一起玩接球游戏，将各种大小不同、颜色各异的球来回传送，速度逐渐加快。

吹泡泡。鼓励宝宝观察、追逐和抓住泡泡。

■ 注意事项

这是宝宝通过多器官的合作感知运动模式的一个十分经典的过程。跑动抓物、从高处跳下，需要眼、手、脚同时协调，

尤其需要眼的判断。反复练习，可以提高宝宝对距离的判断力，增强胆量。

> 有基本的日常个人护理兴趣和生活技能

■ 表现形式

帮父母拿杯子。

用手去拿东西吃，分给喜欢的人。

在得到帮助的情况下用纸巾擦鼻子。

拉扯自己身上要脱下的衣物，如袜子、帽子、裤子。

自己握住奶瓶或杯子喝奶、喝水。

自己吃小点心。

■ 互动建议

鼓励宝宝自己动手，拿水杯，吃东西，用杯子喝水。

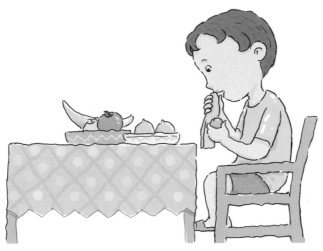

↳ 基本的日常护理兴趣和技能：用纸巾擦嘴

开始给宝宝刷牙（也可更早开始，如第一颗牙长出后）。

帮助宝宝洗手，让宝宝参与擦手、擦脸的过程，确保宝宝可以够得着水槽。

指挥宝宝把一些东西拿来或送走。

在宝宝够得着的地方放置纸巾，鼓励宝宝自己擦鼻涕。

■ **注意事项**

父母要在日常生活中帮宝宝寻找乐趣，并愿意不断增加项目。

培养宝宝的自理能力要从最简单的运动开始，更重要的是让宝宝保持自理的兴趣。父母可以让宝宝定时做一些事，或者增加宝宝可以做的事，让宝宝获得满足感和成就感。

宝宝1岁半以后，最显著的表现是运动能力突出，平衡能力提升，动作越发灵巧。他开始会跑，会爬楼梯。到2岁时，宝宝身高约为其成年后最终身高的二分之一，而在此阶段，宝宝头围的增长放缓，此时的头围约为成年头围的90%。之后几年至12岁，宝宝的头围仅增长5厘米。宝宝的成长再次带给父母许多惊喜。

这些体格发育为宝宝的认知发展、情感与社交能力的发展、语言与交流能力的发展等都奠定了良好的基础，同时体格发育本身也传递着综合能力提升的信息。

妈妈可能会注意到，由于自我意识的出现，宝宝似乎变得一天比一天能干。他不仅在思想和语言中体现自己的意图，而且在各种经历中得到的启发和体会也会表现在行动上，越来越多的事可以激发宝宝采取行动的欲望。思想—语言—感觉—行动，一个完整的从思想到行动的支配过程已经完成。

当宝宝看到某种食物时，可能会认为这种食物很香很好吃，此时食欲被激发出来并使宝宝感到饥饿，宝宝就会有肚子咕咕叫的感觉。他会跑向父母，指着食物对父母说"吃""我饿"或者"要"。如果要求没有得到满足，宝宝就有可能表露出负面情绪，并用一些动作或复杂的方式与父母"互动"，直到他得到想吃的食物。这个过程是一个完整的"链"，在发育上具有十分重要的意义。

可见，父母和宝宝的互动变得越来越重要了，父母的反应可以直接引出宝宝不同的情绪，产生不同的后果：高兴、不高兴，满足、不满足，心安、不安。父母的反应还直接影响到宝宝的表现和向其他方面的拓展。

萌 医 生 课 堂

与宝宝互动的几点建议

延长互动时间

逐渐延长互动时间，可以让宝宝集中精力的时间延长，充分体会并理解与父母之间的对话，甚至可以帮助宝宝完成更复杂的游戏或活动。

设定活动主题

父母要有意识地与宝宝进行各种主题活动，激发宝宝不同的兴趣或情绪，引导宝宝的情绪向积极、丰富的方向发展，让宝宝在主题活动中尽情地表达出高兴、好奇、满足、亲密、生气、反抗等，并适时控制宝宝的负面情绪，促进宝宝健康情绪的发展。

不要简单地用"好"或者"不好"来定义宝宝

父母不能说"你是一个不乖的宝宝""你是一个坏孩

子"之类的话。当宝宝的确做得不当时，父母可以说"宝宝这样做不对"或者"宝宝不能这样"，然后告诉他怎样做才是对的，或者怎样做更好。

不要让规矩扼杀了宝宝的想象力和模仿能力

父母在给宝宝设限制时，要有方法和技巧，每一次都要让宝宝明白某些道理，或者通过体会过程而有所收获。

父母要了解的几个问题

这个时期的宝宝渴望探索世界，自己做主的愿望表现得很强烈。对父母而言，当看到宝宝能够独立玩耍、奔跑时，会倍感高兴和自豪。但这个阶段，父母与宝宝的矛盾也将逐渐显现。

"冲突"

父母与宝宝开始发生"冲突"。因为好奇心，宝宝一旦发现可以自己做主时，就可能做一些捣乱的事情，比如，把生鸡蛋打碎、把水倒在地板上等。这个时候，当父母阻止他时，宝宝就会不开心甚至发火，亲子之间的矛盾就产生了。

当矛盾产生时，需要我们用智慧给宝宝讲明道理，设立界限，而非一味苛责宝宝。良好亲子关系的建立，也是要依靠父母的耐心和沟通能力的。

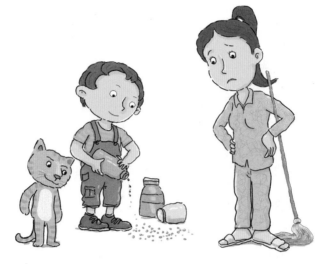

↳ 父母与宝宝开始发生"冲突"

给宝宝立界限的方法

让宝宝感受到爱和安全感的同时，让他懂得一些基本的规则。让宝宝在遇到一些需要规则的事情上保持平静是父母必须要帮宝宝做到的事情。父母要记得：一开始就要坚持原则，而不是不断地变换原则，在这样的前提下，才能给宝宝设立稳定的界限。

设定界限的要点之一就是掌握好分寸，有效控制宝宝的情绪，尤其是他愤怒的情绪。无论在什么情况下，让宝宝安静下来都是最终目标，之后，再让他明白为什么，应该怎么办。宝宝通过一系列的事件，经历从生气、愤怒、发火、大闹，到消气、安静、平静的情绪控制过程，会逐渐把这些规矩记住，之后，反而能够更加自由自在，在设定的界限之内大胆探索，逐渐成长为一个有教养、懂规矩的人。在这个过程中，宝宝也会学习到许多今后成长中必备的行事原则和道理。

口头警告，并善用严厉的声音制止宝宝的不当行为。但如何让宝宝重视并懂得口头警告则是一件需要父母认真揣摩的事情。父母的面部表情和肢体动作非常重要。比如，当父母用语言和动作同时表达"不可以"，但宝宝仍然不断地去触摸插线板时，父母必须更加明确和严厉地让他知道这样做不对。当宝宝不听话，仍然触摸时，可以将宝宝抱到房间的另一头或另一个房间，用同样的手势和语言告诉他"不可以"，观察宝宝是否对手势和语言产生反应。父母制止的话语可以随着宝宝的反复触摸而越来越严厉，反复几次，宝宝就知道父母不是在跟他开玩笑了。

用肢体语言配合。当宝宝发脾气时，父母要先平息宝宝的怒火。首先，父母在宝宝发脾气的时候要保持平静。无论什么情况，父母都要用坚定且平静的语气对宝宝说"不"。同时，用肢体语言告诉宝宝自己理解他的愿望，比如，该睡觉的时候，宝宝仍然想继续玩玩具狗，父母可以把玩具狗轻轻地放在床边，告诉他，起床后就可以看到小狗，但一定要坚持原则，睡觉的时间不能拖延。

处罚。不轻易使用，一旦使用，就要达到处罚的效果。通常，停止宝宝喜欢的游戏和活动是较多使用且有效的处罚办法。不要把宝宝关进小黑屋或者用不理宝宝的方法，这样只能让问题恶化，使宝宝内心有被抛弃的感觉，进而留下不可修复的创伤。父母要坚持与宝宝在一起，即使是接受处罚。当宝宝的确做错了，做了太出格的事情，在给予处罚前，父母必须要说明原因，让宝宝知道错在哪儿，为什么要被处罚。

开启对话，保持沟通互动，才能真正达到设立界限的目的。在宝宝做错了事，或者大发脾气、暴跳如雷时，聪明的父母能够帮助他控制情绪，这需要用充满爱的肢体语言让宝宝感受到关爱，但仍然要坚持原则。限制越严格，次数越多，意味着你与宝宝沟通交流的时间会越来越长。因此，当某一段时间宝宝情绪波动大时，也提示父母需要花更多的时间来与他交流。

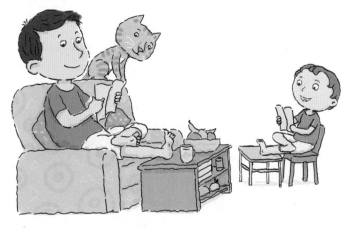

↳ 父母的行为影响到孩子

认知发展

认知发展是从感知开始的，然后到理解，最后涉及思维和记忆。任何孩子的认知发展都要经历人为划分的四个连续的阶段：感知运动阶段（0~2岁）、前运算阶段（2~7岁）、具体运

算阶段（7~12岁）和形式运算阶段（12~15岁）（皮亚杰，见
"12~36月龄宝宝发育的里程碑事件和行为模式"部分）。每
个阶段都遵循一定的规律。幼儿期的宝宝仍然处在感知运动阶
段。感知运动阶段有两个认知发展的明显特征：想象力的产生
和象征性思维的出现。

想象力的产生

随着语言能力的发展和活动范围的增大，宝宝的想象力产
生了。一般说来，在18~24个月这段时间，宝宝的想象力才开
始萌芽，而这种想象力是简单的、零散的、贫乏的，主要是通
过动作和口头言语表达出来。想象力的发展会从此一直持续下
去，从不系统的、无意的、凌乱的、主题不明确的想象力，渐
渐发展为系统的、有意义的想象力。想象力是宝宝智能发展的
重要组成部分。

象征性思维的出现

宝宝在2岁左右开始出现象征性思维。宝宝能够凭借象征性
思维，开始处理简单的新问题。实际上，这是宝宝在心里将几
个动作联合起来想象出所期望的结果，而不再是仅仅依靠外在
的行为尝试，这就是象征性思维的萌芽。也就是说，宝宝不再
靠反复的错误尝试达到目的，而是可以运用内在的思维活动，
在大脑中模拟出物体的位置、自己的动作和动作结果，最终得
到解决问题的方法。

想象力的产生和象征性思维的出现，是认知发展的重大事

件。

因此，大约在宝宝1岁半时，父母会惊喜地发现，宝宝的认知发育似乎进入了一个具有标志性意义的时期——感觉—运动时期。

宝宝好像真正拥有了事物永存的意识，开始意识到事物不会无缘无故地消失，所以，当东西被移出宝宝的视线范围后，宝宝会想知道东西到底去哪儿了。潜意识里，宝宝知道这个东西还在。父母要提供更多的机会强化这种还不系统的想象力，要让宝宝接触更多的新事物。

宝宝开始更好地理解事物之间的联系，不但有了主动解决问题的行为，而且在解决问题时表现出更大的灵活性。例如：宝宝可以用一根棍子或者其他的工具去取手够不到的玩具；翻来覆去地摆弄一个突然静止下来的机器玩具，想让玩具重新启动，如小汽车轮子等。

象征性游戏的质量发生了转化。宝宝已经不再局限于游戏本身，而是转向利用更多周围的事物，例如，会用空盘或空碗给布娃娃喂食，给布娃娃喝水，甚至把布娃娃放在玩具小火车上。这种现象的实质是一种认知重组。想象力促进了象征性思维的发展，反过来，象征性思维又使想象力向前进步。

此时出现认知重组，是因为大脑中更多功能区产生了关联，如情感功能区、语言功能区、运动功能区的关联加强。这个现象也表明宝宝大脑各个功能区之间的网络连接更加密切。实际上，这是神经系统持续发育的结果。由此可见，在神经系统发育的阶段，父母给予更多的外在刺激对宝宝智能成长是十分有利的。

玩耍是提升宝宝认知能力的有效途径。在这个阶段，要多为宝宝准备一些物品和玩具来促进他的智能成长。

促进宝宝加深对因果关系认识的物品：玩具工具箱、不倒翁、几张骨牌（可以摆多米诺骨牌）等。让宝宝通过摆弄这些物品了解自己的行为和行为造成的后果之间的联系。

提升宝宝空间感的物品：套圈、叠叠乐、套娃等。通过把物品从一个空间移入另一个空间，帮助宝宝探索如何将物品放入空间中，同时建立空间的概念。

帮助宝宝进行日常探索的普通用品：各种形状的塑料容器、小盒子、绚丽的包装盒、容易开关的音乐盒、敲击器（如小鼓），等等。

扩展想象力的物品：沙漏（沙子从一端慢慢漏到另一端）、走动的钟（想象指针的移动）、玩具电话等。

18~24月龄宝宝认知发展的表现与互动建议

制订并执行解决问题的简单计划

■ **表现形式**

当毛绒玩具太大，宝宝不能一个人抱起来时，会要求另一个宝宝帮忙。

站在凳子上够高处的玩具。

试图把一个容器放到另一个容器里面。

开始问"为什么"。

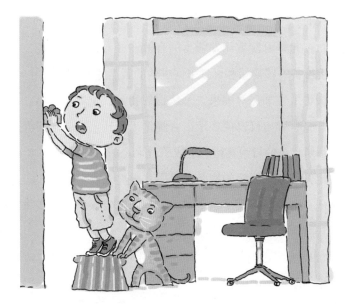

➘ 制订并执行解决问题的简单计划

■ **互动建议**

提供拼图和各种可拼插、堆积或者发出声响的玩具，设计各种活动，让宝宝来创造他可以成功完成的挑战。

当宝宝创造性地使用各种物品时要给予鼓励，而不是去限制宝宝使用某种物品的方法。

与宝宝讨论，并邀请他参与解决问题，如"今天下雨了，我们该怎么去散步呢？"如果宝宝说"伞"，说明他知道打伞就可以出去。

问"如果……会怎么样"的问题，鼓励宝宝思考其他解决方法。

问一些开放式问题，鼓励宝宝预测可能发生什么或思考其他的解决方法，如"肥皂溶到水里，会发生什么呢？"然后演示吹泡泡。

■ **注意事项**

宝宝开始自己动手解决问题是认知能力发展的一个飞跃。父母要尽量创造让宝宝"自己做主"的机会。让宝宝学会自主有两种方式：鼓励宝宝成为互动的中心人物；利用宝宝天然的兴趣，寻找宝宝参与度更高的点，增强宝宝互动的兴趣，帮他充分刺激大脑。通过这两种方式让宝宝将情绪、行为、思想联系起来，进行创意和逻辑思考。

思考用正确的方法解决问题

■ **表现形式**

拿不到滚到书架下的球时，尝试用棍棒去够球。

从滑梯上滑下来后，尝试从梯子再走上去。

把戴反了的帽子正过来。

■ **互动建议**

为宝宝提供一个可以让他自主创造问题并解决问题的安全环境，防止宝宝在探索过程中受伤。

旁观宝宝如何找到解决方法，在他表示需要帮助后再提供帮助。

鼓励宝宝独立解决具有挑战性的问题，如把拉链拉开，然后让宝宝自己拉上拉链。

提供各种可以移动且具有不同使用方式的玩具或工具。

■ **注意事项**

父母可以创新形式，尽量放手让宝宝有做主的机会，激发他动手的兴趣和积极性。

> 开始有更清晰的数量的概念

■ **表现形式**

当看到其他孩子有两个玩具而自己只有一个时会不高兴。

在面对两种以上的选择时，会选择自己更喜欢的物品。

在听到要求的数量时，会给出相同数量的物品。

可以数数。

■ **互动建议**

准备许多相同的物品，与宝宝一起数数。

教宝宝唱包含数字的童谣、玩数手指游戏等。

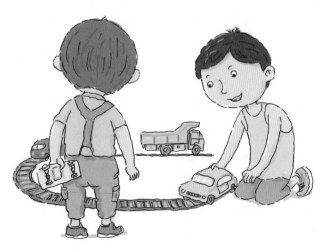

↳ 开始表现出数量意识

跟宝宝说话时，加入数量词，如"你穿的是两只鞋子""你有三个芭比娃娃""看树上有几只鸟""筐里有三个苹果"等。

数汽车，一辆、两辆、三辆……

■ **注意事项**

宝宝对数的概念是在反复熟悉中形成的。有些宝宝对数字敏感，有些宝宝则迟钝些，但反应并不代表宝宝对数字的应用能力。

在这个阶段让宝宝接触数量的概念是非常重要的，可以帮宝宝形成对数字的早期认识，不过没有必要强求宝宝学更多、更大的数字。

能看懂并应用简单的行为模式

■ **表现形式**

模仿他人的简单行为，如打鼓、敲击金属容器、用两个物品相互撞击等。

当大人朗读他熟悉的故事时，宝宝会说出他已知的故事结尾，如丑小鸭变成白天鹅。

知道圆的东西是可以滚动的，如皮球、苹果等。

以为像车的东西都是可以滑动的（不知道是轮子在动）。

■ **互动建议**

将小积木叠成一种式样，让宝宝做出一个相似的式样；将小球摆放成一种形状，让宝宝模仿。

把各种圆形的物品放在一起，供宝宝玩耍。

准备小鼓和小鼓锤以及其他金属容器，让宝宝用小鼓锤敲打不同的物品，发出不同的响声。

父母要朗读有重复语句的童谣和故事，如"虫虫飞，虫虫飞"以及"两只老虎"，并配合手部动作，宝宝会模仿。

■ 注意事项

宝宝熟知某种模式后就可以举一反三。父母可以鼓励宝宝不断地重复同一种简单的模式，并应用在不同的物品上，如敲打不同的物品，发出不同的声响，这可以让宝宝感受不同材质的物品。

当宝宝推拉类似车的物品时，说明他已经知道车是可以滑动的，父母可以告诉宝宝车能滑动是因为有轮子。

产生"相同"的概念，喜欢配对和分拣

■ 表现形式

把玩具排成一行，将大玩具和小玩具进行分组。

按形状分拣物品，将圆形和三角形的物品分开。

把同一种颜色的玩具挑选出来。

当妈妈说"把大球给妈妈"时，宝宝会把两个球中较大的球递给妈妈。

按大小顺序把盒子叠起来。

■ 互动建议

准备各种可供宝宝分类（如大小、颜色、形状等）或数数的物品（如积木、汽车、球、袜子等）。

与宝宝一起说出物品的名称、形状、颜色、大小等。

准备大小不一可以叠在一起的盒子或者大小不一的套娃，宝宝会将他们重叠起来或者按照大小顺序排列。

■ **注意事项**

鼓励并让宝宝尽情地按照自己的想法玩耍，参与宝宝的游戏，在必要时给予指点。

及时对宝宝摆出的积木予以评价，充分与宝宝互动。

总之，要让宝宝在快乐的玩耍中学到更多的知识。

> 对自然界生物产生兴趣

■ **表现形式**

兴奋地指着窗外的鸟儿、蝴蝶或其他动物。

看到室内的小虫子或者其他生物后，会立即跑去告诉爸爸或妈妈。

用手抓鱼缸里的鱼。

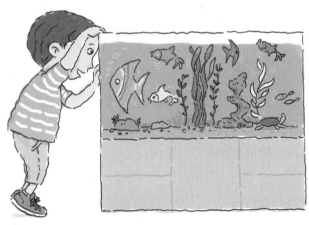

↳ 对自然界生物产生兴趣

在室外散步时会捡一些树叶、棍子带回家。

看到池塘里的鱼会非常兴奋，看到小蜻蜓飞，会追赶。

■ **互动建议**

带宝宝去室外散步，看动物或昆虫，并告诉宝宝它们的名称。

与宝宝共同阅读动物主题的图画书，并模仿动物的叫声。

为宝宝提供观察各种动物的机会，如去动物园。

准备好小纸袋，供宝宝在室外散步时收集树叶和漂亮的石子。

■ **注意事项**

腾出时间陪宝宝探索自然界的奥秘，鼓励、支持宝宝接触动物、植物，多带宝宝观察动植物，可以同宝宝一起做标本和树叶拼贴画，与宝宝一起准备各种可以与自然界交流的东西。

开始采用独特的方式使用画画的工具，创造自己的画作

■ **表现形式**

沉迷于用各种颜色的涂料涂鸦，享受创作的过程，但对涂出的画面没有兴趣。

开始试图画出自己想画的物品，虽然父母可能认不出宝宝画的是什么，但要鼓励宝宝。

喜欢将橡皮泥捏成各种形状，并用小物品对橡皮泥进行装饰。

■ **互动建议**

为宝宝准备各种可供任意创作的物品，鼓励宝宝熟悉这些

物品并进行自己的创作，如准备礼品包装纸、各种蜡笔、有花纹的布条、白色的纸张或者白板等。

经常有意提及书上及环境中的各种颜色、形状和材质的物品的名称，如"你今天穿的是黄色的运动衫、白色的球鞋""树上长出的花是红色的"等。

关注宝宝正在做的事情并说出他正在做什么，其中尽量包含一些形容颜色、形状、大小或状态的词，如"你正在用绿色的颜料画画""你戴的围巾是蓝色的""你在跳舞，红色的裙子飞起来了"。

认知小游戏：好玩的面团

与宝宝一起制作好玩的面团。把一杯面粉、一杯温水、一小勺盐混合制成面团，还可以试着加入其他的材料，比如无毒的各种颜料、有颜色的果汁等，充分发挥你和宝宝的想象力。玩面团的时候，用模子压出各种形状，也可以自己发挥想象力，做成香肠或生日蛋糕的样子，并且在上面加装饰物。用完的面团可以放在密封袋中，存在冰箱里能多次使用，但不能用得太久。

■ **注意事项**

宝宝通过涂鸦、玩彩泥体会创作的乐趣，同时也能增强他的好奇心。这个过程是宝宝自我意识被强化的过程，也更容易增加宝宝自主探索的热情，促使宝宝产生成就感。

玩耍时尽量让宝宝动手。手的活动对心脑发育都很有好处，能让宝宝变得心灵手巧，更能促进宝宝大脑的持续发育。

开始玩角色扮演游戏，过家家

■ 表现形式

用帽子、包包和衣服将自己装扮起来。

用玩具杯假装喝水，或对着玩具电话说话，对着布娃娃或毛绒玩具说话。

对着镜子里的自己玩耍。

模仿大人的行为，如擦桌子、给玩偶喂食、发东西给大人等。

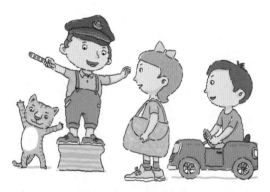

↳ 开始玩角色扮演游戏，过家家

■ 注意事项

准备各种帽子、包包、衣物和鞋子，让宝宝尽情装扮，并准备一个安全的镜子。

提供过家家的玩具。

举办化装舞会，把宝宝装扮成他喜欢的角色。

加入宝宝的角色扮演游戏中，扮演某个角色和宝宝互动，使游戏或舞会更有趣。

给宝宝设定一种情境，让宝宝自由发挥，如："家里来了一位客人，客人坐在哪里呢？"

■ **互动建议**

宝宝天生具备模仿能力。父母要帮助宝宝充分发挥这种能力，而不是限制他。

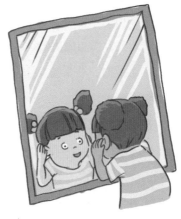

↳ 自己照镜子

自觉遵守日常安排

■ **表现形式**

当看到父母开始摆放午餐时，会坐在餐桌旁等待开饭。

在听到"准备出门"的话时，会跑到门边换鞋。

去过一次奶奶家后，在下次去之前会说"去奶奶家"。

对父母提出要求，想重复前一天做过的活动或游戏，如"再玩橡皮泥""再吹泡泡""再看汽车"等。

■ **互动建议**

每日必需的活动最好安排在固定的时间段里。

与宝宝讨论接下来做什么，如"我们吃完晚餐后出去看小狗（或者遛狗、去池塘边玩）吧"。

在宝宝面前与家人分享一天发生的事情，并与宝宝讨论他今天完成的活动和将要做的事情。

和宝宝一起制订计划。比如，"明天是星期六，爸爸妈妈可以带你出去玩。你想去哪里呢？游乐场还是公园，或者动物园？"让宝宝参与做决定。

走亲戚时，告诉宝宝穿上皮鞋；去公园之前，告诉宝宝穿上运动鞋。

在对已经决定的事情做出调整前，先与宝宝交流，如"因为二姨一家明天要来我们家和我们一起吃饭，我们明天就不出去了，今天提前出去好不好？"

■ 注意事项

养成有规律的生活习惯十分重要，如固定的睡觉时间、起床时间和进食时间。

父母承诺宝宝的事情，一定要做。如果不得已要改变日程，要提前告诉宝宝，并说明改变的原因。

知道个人喜好和差异

■ 表现形式

当看到其他孩子玩他也喜欢的玩具时，会说"我有那个"。

选择喜欢的书，并反复翻看。

看到喜欢的人会立即跑过去；当看到不认识的人来到家里时，会跑向父母。

■ 互动建议

让宝宝发现差异，如帮宝宝区分不同形状的饼干，让宝宝指出饼干的形状或选择自己喜欢的形状。

引导宝宝对更多的书籍感兴趣。带宝宝去书店选择图书。

■ **注意事项**

有些宝宝在这个年龄段就表现出对某些事物的特别兴趣，如看书、玩变形金刚、跳舞、摆弄洋娃娃、玩拼图游戏、爱音乐等。父母在观察的同时要善于发展宝宝的兴趣和爱好，同时，也可有意识地引导宝宝喜欢一些东西。

社交能力与情感的发展

情感发展的特点

这个阶段的宝宝出现丰富的情感反应。许多之前已经相对独立的宝宝在大约18个月时再次表现出对父母的依恋，这是宝宝意识到有与父母分开的可能性后出现的反应。我们把这一时期称为"亲密期"。这时父母可能发现，如果不带上宝宝，自己哪儿都去不了。宝宝相当粘妈妈或者爸爸，如需要父母陪着入睡。当宝宝开始学习独立睡觉的时候，可以用特定的毯子或是毛绒玩具作为过渡期的安抚物品，让宝宝抱着睡觉，以代替不在身边的父母。过渡物品作为具有象征意义的物件在行为过渡时期发挥着重要作用。尽管仍然依恋父母，但宝宝还是会使用"不"来宣告自己的独立。

在这个时期，宝宝及父母间的气质差异在决定亲子关系的质量方面起着相当重要的作用。父母充分利用口头和肢体语言来表达对宝宝的爱可以减少与宝宝之间的冲突，达到很好的交流效果。

一般情况下，宝宝的内在情感与他所处的外界情境是不统一的。这是因为这个年龄阶段的宝宝开始出现自我意识和行为上独立的标准。当照镜子时，如果宝宝发现自己脸比较脏，就会去摸自己的脸，而不是去触摸镜子中的影像，此时他已经意识到镜子中的人就是自己。当玩具坏了的时候，宝宝开始意识到应该交给父母去修理。宝宝还会告诉自己不要去接触那些父母不允许触摸的东西，会反复在心里对自己说"不，不"。语言成为控制冲动和促进早期推理能力发展的重要方式，语言反映出宝宝的思想。需要注意的是，这就是所谓道德形成的最初期的现象。在实际情境中，宝宝常常无法控制自己的思想和行为，最终还是会去触碰那个不该触碰的物体，说明在这一阶段，宝宝内在的控制力还很弱。

交流与回应

早期交流是儿童时期社交发展的基础，也是社交能力发展的初级阶段。宝宝不断尝试、学习与周围的人进行交流，这种交流可视作社交行为。

父母应关注并尊重宝宝的社交行为，积极、主动、准确地回应其社交行为并适时给予指导，这有助于提升宝宝的社交能力。父母和其他抚养人是宝宝行为的榜样，可为宝宝早期社交能力的发展提供丰富的范式。社交行为好、情商高的父母会对孩子的社交能力与情绪发展产生正面的推动作用。反之，社交行为不好、情商不够高的父母会对孩子的社交能力与情绪发展带来一些负面影响。

情绪发展基于宝宝对父母和其他抚养人之间的有效互动。

父母和其他抚养人不厌其烦地积极回应宝宝，在日常生活中充分表现对宝宝的尊重和关爱十分有助于宝宝培养良好的情绪。宝宝在表达感情、发展自我意识及进行自我调节时，可以在父母和其他抚养人的帮助下变得从容、顺利。

萌 医 生 课 堂

增加宝宝的情绪体验

提高宝宝非语言交流能力的重要手段就是让他有机会感受各种情绪，如高兴、生气、委屈等。只要宝宝在生活中出现了明显的负面情绪，父母就要非常小心自然地帮宝宝处理好，让宝宝在这个过程中学会平静自己，调节自己的情绪。

通过复杂的、非语言的交流来解读和表达基本情绪贯穿每个人的一生。掌握情绪表达的非语言方式也是社交的一个重要方面。到2岁时，我们的宝宝已经经历了平静自己、吸引父母注意、交换简单的动作和更复杂的肢体交流四个情绪发展的阶段，而且还将继续深入发展这些能力，并学习更多、更复杂的情绪表达方式。

父母在家里对话时，配合一定的手势、表情和其他肢体语言，能帮助宝宝理解语言。宝宝将会越来越善于应用简单的语言配合肢体动作来表达复杂的意思，如不会说"我要吃冰激凌"时，他会说"冰激凌"，然后拉着妈妈的手走向冰箱的位置，指着冰箱再次对妈妈说出"冰激凌"。

父母留出与宝宝亲近交流的时间非常有必要。宝宝在父母的怀抱里感受到的温暖会留在他的记忆里，当他与父母隔着空间交流的时候（如楼上楼下、打电话、视频），他仍然能够感受到安全和温暖。

18~24月龄宝宝社交能力与情感发展的重要观察点

表现出越来越强烈的独立意识。

在喜欢的成人面前表现出放肆的行为。

因与喜欢的人分离出现焦虑而显得沮丧。

18~24月龄宝宝社交能力与情感发展的表现与互动建议

> 通过分享事物和探索环境与父母交流，
> 与父母在一起表现出舒适感

■ 表现形式

把自己喜欢的东西给父母看或跟父母一起分享。

常常主动和父母互动，如交换东西或把糖果给妈妈。

把父母拉到房间一起玩玩具。

呼唤寻找熟悉的抚养人。

主动与熟悉和不熟悉的人进行交流。

■ 互动建议

任何时候都不要拒绝宝宝，让他拉着你去看他的发现和他认为非常奇特的事情，如蚂蚁搬家。无论你看到了什么，哪怕是无关紧要的东西，都要用描述性的语言认同和赞赏他的发现，并给宝宝提出他感兴趣的问题。这是鼓励宝宝探索和保持好奇心的方法。

观察正在玩耍的宝宝，适时与宝宝一起玩耍。

鼓励宝宝用称呼跟其他抚养人打招呼。

■ 注意事项

分享是宝宝长大了的表现之一。宝宝会把东西分给他人，并主动与熟悉的人进行交流。父母不但要回应，而且要让他的举动得到更多的肯定，这会鼓励宝宝积极开展社交。

> 了解人与人之间的关系

■ 表现形式

遇到困难时哭着寻找熟悉的抚养人。

明白周围人和自己的亲疏远近。

白天要求见各种人，例如嚷着要找爸爸、妈妈，或要去找喜欢的小朋友。

在受到爸爸批评时会立即去找妈妈。

■ 互动建议

与宝宝谈及其他人，如"外婆、外公下周会坐飞机过来看你，你高兴吗？"

制作家庭相册或手账，和宝宝一起阅读。通过家庭照片让宝宝知道家里有哪些亲人，给宝宝看父母工作场所的照片等，帮助他了解白天你们都去了哪里。

■ **注意事项**

宝宝渐渐对周围的人熟悉起来，并开始知道他们各自的身份和名字，说明他已经开始把自己零星的经验编织成一个巨大的画面，里面有他自己和他熟悉的人。此时，宝宝的大脑就形成了对家庭和自我的定义。

情感小游戏："家庭树"

收集各个家庭成员的照片，包括不常见面的亲戚，做"家庭树"的游戏。在一张大白纸上画出带枝杈的树的形状，贴在墙上。和宝宝一起看照片，叫出每个人的姓名，解读他们之间的关系，然后将他们贴在"家庭树"相应的位置上。

能够自我调节情绪

■ **表现形式**

在需求没有得到满足时开始发脾气，如果没有人理睬，又可以自己平静下来。

在受到批评后委屈、不耐烦，但可以不哭。

知道发脾气没用，会转身离开。

■ **互动建议**

给正在发脾气的宝宝时间和空间，不要火上浇油，更不要迁就，而要让他"自我降温"。

与宝宝产生矛盾后，要找准时机与宝宝开启对话，最终让宝宝明白矛盾背后的道理。

满足宝宝的正常愿望，如当宝宝想喝一杯牛奶时，把牛奶给他。

适度而不是过度处罚。

■ 注意事项

当宝宝能够有目的地、熟练地将自己的情绪和行为控制起来后，他就把独立的情绪、意图和动机整合成了一个统一的人格。

在经历了很多次的生气、发脾气、哭闹后，最终恢复正常，宝宝开始从中总结出各种教训和经验，知道自我调节。这个过程是性格塑造的一个重要过程。父母要以交流的形式正面引导，帮助宝宝学会稳定情绪，塑造良好的性格。

积极主动地与其他儿童玩耍，喜欢有同伴

■ 表现形式

与另一个孩子愉快地聊天、微笑或大笑。

把玩具拿给另一个孩子，并一起玩耍。

与其他孩子手牵着手，互相交流。

■ 互动建议

与宝宝一起阅读故事，谈论小伙伴和友情。

提供可供两个孩子一起玩的玩具，让宝宝学会爱朋友，学会分享。

鼓励宝宝与其他小朋友一起玩。

■ 注意事项

宝宝更喜欢与其他小朋友一起玩是一种希望对外界有更多认识的表现。伙伴是宝宝一生中最重要的财富，长大以后，伙

伴就是朋友，会伴随宝宝一起成长。和小伙伴一起玩耍是友谊最初的形式。

> 喜欢与自己年龄相仿的人

■ **表现形式**

喜欢寻找同龄人一起玩耍。

会注意到某个他熟悉的孩子不在身边。

跟其他孩子说话，打招呼。

吸引其他人的注意力时会提高嗓门说话。

■ **互动建议**

可以让宝宝分组玩游戏，让宝宝有机会接触不同的小朋友，培养合作意识。

认可宝宝喜欢的玩伴，并鼓励他们进行交流。

让宝宝有机会关注他所在的小组成员，如让宝宝在照片上寻找他的小伙伴，并说出他们的名字。

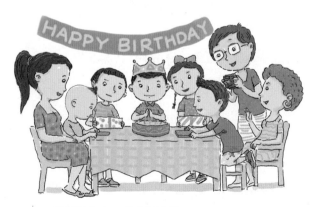

和同龄宝宝一起庆祝生日

活动时某个小朋友没有来，告诉他原因，并表达出对这个小朋友的想念。

■ 注意事项

这个年龄段的宝宝已经做好了进入幼儿园的准备。比较早地进入幼儿园的宝宝，更喜欢与同龄的宝宝一起玩耍。他们会利用一切机会引起对方的注意，互相吸引。此时，宝宝就开始关心同伴了。

> 充分表达自己的情感（自我意识的表现）

■ 表现形式

当陌生人靠近自己时会表现出不安，会转身走向自己熟悉的人。

用不同的方式表达自己的想法，可同时运用口头表述和肢体语言。

看不到父母时会寻找。

■ 互动建议

关注宝宝的情绪，描述宝宝的表情或情绪，如"你看起来不高兴，能告诉我为什么吗？"

与陌生人第一次见面时，父母要给宝宝介绍。

在宝宝能够看到的位置悬挂画有各种表情的图片。

当宝宝成功完成一件事情或清楚表达了一件事时，立即表示认可，如"我看到你的作品了""你说得真好，很清楚"。

■ 注意事项

在这个阶段，宝宝的自我意识越加强烈。宝宝相信自己的情感，更加意识到谁是他最信任的人，也知道最信任的人有时也会惹他生气。他对自己和对他人的关心会慢慢地渗入自我意识中。

获得自信感

■ 表现形式

向父母展示自己的成果，如画在苹果上的涂鸦。

表演自己刚刚学会的动作。

执着于自己喜欢的玩具和物品。

■ 互动建议

准备宝宝可以成功使用但也存在挑战性的玩具或物品，如积木、串珠、拼图等。

给宝宝出题目，如画一块饼干或一根香蕉，让宝宝说出名字。

■ 注意事项

与外界的融合使得宝宝拥有更强的自信，他更加希望得到父母的认同。当宝宝向你展示他的作品的时候，一定要用恰当的语言鼓励他。

在日常活动中建立自我价值

■ 表现形式

坚持并完成某项活动，如把水舀到容器里。

渴望得到父母的认可。

妈妈回到家时，赶紧把拖鞋拿来放在妈妈面前。

■ 互动建议

在宝宝试图自己独立做一件事情时，父母应给予支持，告诉他"如果你需要帮助的话，妈妈随时都在这里"。

口头表扬并认可宝宝做出的努力，如表扬宝宝把玩具放回原位。

■ 注意事项

自我意识和自我价值密不可分。当宝宝发现自己可以完成某件事情时，会感到惊喜和高兴，从而产生继续这样做下去的想法。宝宝给下班的妈妈拿拖鞋得到表扬后，第二天，他会在同样的时间等待妈妈下班，并把拖鞋准备好。

认出自己和自己熟悉的人

■ 表现形式

叫出照片中自己的名字。

指着妈妈的照片，并说"她是我的妈妈"。

知道自己的性别和其他人的性别。

可以说出一些简单的职业名称，如医生、老师等。

■ 互动建议

随时提供宝宝和家人的照片，让宝宝辨认。延伸照片内容，告诉宝宝里面的人都是干什么的，如医生、教师、工人、飞行员、工程师等。

给宝宝看画有各种职业人员或表情的图书。

■ 注意事项

宝宝可以认出以任何形式出现的同一个人，无论是在照片中，还是在镜子里。但此时宝宝还不是在思考，而是更多地通过情感经历认出同一个人。这个事实可以让我们明白，实际的感受才是最直接的信息源，而语言是第二信息源。

自主意识更强

■ 表现形式

"我"字当头，什么都说"我的""我要"。

在房间中找寻自己想要的东西。

完成一件任务后（如叠放积木成功），希望得到嘉奖。

■ 互动建议

将东西放在特定的位置，让宝宝去寻找，享受找到后的喜悦。

与宝宝交流，可以开始用"他的"概念。如"这个帽子是他的，不是你的"。

关注宝宝的情绪，帮助宝宝调节负面情绪。

■ 注意事项

认可自己的情感、获得自信感、建立自我价值、认出自己熟悉的人、自主意识更强这几种心理状态是连续的，都是宝宝自我意识不断增强的表现。

父母很好地配合宝宝建立自信，教宝宝学会正确欣赏自己的作品，学会如何获得成就感，这对宝宝成年后的性格和行为将产生深远的影响。

欣赏自己

■ **表现形式**

看镜子，并做一些动作，自我欣赏，宝宝会主动在照片中寻找自己。

拿着玩具时会说"这是我的"。

会说"给我""我自己来""我可以"。

■ **互动建议**

给宝宝看全家人的照片以及熟人的照片。

提供多种宝宝喜欢的玩具或物品，并让宝宝说出名称。

让宝宝做自己可以完成的事情，如把客厅里的衣服放回他的房间里，把玩具放到相应的位置。

■ **注意事项**

宝宝是在直觉的层面上，在生存环境中逐渐形成各种类型的情感经验的。当各种情感经验与内在期望关联起来时，就成了塑造宝宝性格的重要部分。这些经历不会决定终生，但可以影响长远。

语言与交流能力的发展

18~24个月的宝宝发展最突出的就是语言与交流能力了。

宝宝在语言方面的突出进步主要表现为对物体命名与象征性思维同步出现。

宝宝认识到了词语可以指代东西之后，其词汇量由18个月时的10~15个词语迅速增加到2岁时的50~100个词语。当词汇量增加至50个词语之后，宝宝开始将这些词语组合成简单的句子，并开始自然地运用语法。这一进步是宝宝长期受到语言影响的结果。

在这一阶段，宝宝能够听懂两步指令，例如"把球给我，然后去拿你的鞋子"。这也是一个飞跃。语言发育的进步使得幼儿期的宝宝有了掌控周围环境的体验，并乐在其中，比如在想离开某人时会主动先说"晚安""再见"。

这种表现说明，宝宝已经学会使用语言来表达想法和解决问题了，以前以直接感觉和运动为基础的认知需要就渐渐消失了。宝宝开始自己掌控环境，并能主动与成人展开对话。

增加与宝宝语言交流的时间

由于幼儿期宝宝的活动能力大大增强，父母想从身体上限制其活动、限制其对外界探索的行为已经不科学了。这个阶段，宝宝的语言能力、认知能力、行为控制能力均得到提升。行为控制是宝宝行为发展的独特表现之一，它受语言和认知、肢体活动的影响并进一步发展。

语言和交流能力会在一定程度上影响行为发展，因此，语言发育较晚的宝宝会表现出相对较多的行为问题，这部分宝宝会对某些问题表现出困惑。这就提醒我们要重视与宝宝的语言交流，增加语言交流的时间，观察说话延迟的宝宝是否理解语言的含义。

当父母或照顾宝宝的人使用清晰简单的句子不断向宝宝提

问，使用正确的词语对宝宝不完整的句子进行及时的补充回应，以及采用肢体语言交流时，能够极大地促进宝宝语言能力的提升。父母和宝宝双方都要控制看电视和玩平板电脑的时间。父母要从手机的束缚中解放出来，放下手机，增加与宝宝的语言互动。父母可以与宝宝一起看图画书，准确说出物品的名称，并逐渐增加词语的难度。这是一种非常有效的训练形式，不但为宝宝创造了良好的语言环境，而且能够激发宝宝说话的兴趣。

 萌医生课堂

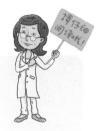

语言训练举例

这个阶段要注重训练宝宝的语法。

在与宝宝交谈时使用规范的语言，规范宝宝的说话方式；在使用方言时，要再用普通话讲明意思。

在与宝宝共同阅读前先进行准备活动，如一起挑选书籍、挑选故事。

让宝宝参与简单的文字阅读，反复强化阅读过的文字。

与宝宝玩耍时对活动进行详细而清楚的描述。

与宝宝谈论发生在身边的特别的事情可以强化宝宝的注意力并能帮助其记忆，同时提升语言能力。

提供机会让宝宝练习词语，将简短的词语连成句子，然后增加更多的信息。

语言的发展是一个循序渐进的过程，给宝宝做语言训练不要操之过急。要逐渐扩展宝宝说话的内容，从简单的句子到复杂的句子。观察宝宝对句子的理解力，然后再提高难度。这个过程对语言发育延迟的宝宝特别重要。举例如下：

吃饭。

宝宝吃饭。

宝宝吃饭了。

宝宝和妈妈一起吃饭。

宝宝自己吃饭。

宝宝自己用勺子吃饭。

18~24月龄宝宝语言与交流能力发展的表现与互动建议

理解和描述简单的要求

■ **表现形式**

在得到提示和指导时会把某件东西放回原处。

当在商店看到玩具车时会说"我要汽车"。

在讲方言的基础上，也配合父母用普通话表达。

■ **互动建议**

与宝宝一起谈及某个熟悉的人或熟悉的事物，尽量多提问，让宝宝回答。

对宝宝正在做或看到的事情做出评论，例如，"你的脸笑得像一朵花，你正在看什么书呢？"

同时用方言和普通话说出简单的语句，如"太阳出来了"。

■ 注意事项

语言发展的关键在于不断地听、说和练习，而练习就是交流的过程。多与宝宝交流、说话，给予大脑反复的刺激，是提升语言能力的最有效方式。当学习与练习积累到一定的量时，顺畅地说话也就是水到渠成的事了。

听、说、理解能力增强

■ 表现形式

可以更长时间听爸爸妈妈讲故事，显得更专心，听到有趣的情节会拍手或大笑。

在被问到是否想听故事时，会通过微笑、手势、点头或说"想听"来回应。

可以认出图片中的人或物，并说出名称，感兴趣方面的词汇量增加较多。

意识到提问是获得关注的一种方式，用学会的词语提问或者回答问题。

可以问较长的问题，如"爸爸什么时候回家？""下午回家吗？""什么时候坐车？"

可以用较长的句子回答问题，当被问"妈妈去哪里了"时，会回答"妈妈去买东西了"。

■ 互动建议

给宝宝读重复性大、容易记忆、色彩丰富的简单故事。

多向宝宝提问，可以问生活中的问题，也可以对书上的故事情节提问，让宝宝回答。

说一些有趣的新词语，让宝宝重复。

让宝宝自己挑选书籍，自己翻阅纸板书，陪宝宝一起阅读。

给宝宝准备可以分类的物品，让他说出类别及名称，如"橘子是橙色的，气球也是橙色的"。

让宝宝复述故事、朗诵诗歌或者唱歌，对自己经历的事情进行描述。

让宝宝参与生活，如带宝宝去超市买东西，并说出购买东西的名称。

■ **注意事项**

养成良好的习惯，每天在固定的时段给宝宝讲故事。故事从简单到复杂，讲故事的过程中多与宝宝互动，让宝宝获得参

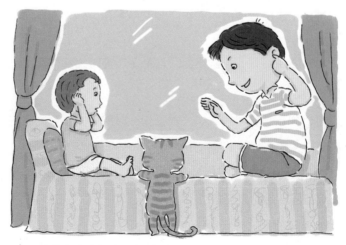

↳ 理解与交流能力不断增强

与感。

让宝宝自己决定看哪本书、讲哪个故事，在日常生活中建立阅读习惯，培养宝宝的阅读兴趣。

准备不同类型的书籍，让宝宝接触不同的词语、句子和知识。

积极回答宝宝提出的问题，宝宝也会从中学习到很多。

父母要注意自己的表达方式，培养宝宝的表达习惯。

表达时遇到挫折

■ 表现形式

宝宝由于不能快速说出某个词语，会出现口吃。

不清楚如何表达意思，露出疑惑的表情。

■ 互动建议

父母一定要耐心和仔细地聆听宝宝的话语，并尽量用简单的语言帮助宝宝补充完善他没有表达完整的地方，千万不要学他的口吃。

揣摩宝宝可能想说出来的词语，并观察宝宝的表情变化，不断替换词语，直到得到宝宝的点头认可，然后与宝宝一起说出这个词。

必要时解释或翻译宝宝的话。

■ 注意事项

如果宝宝语言发育稍有滞后，可以多采取非语言沟通的方式（如肢体动作和面部表情）来促进宝宝对语言的理解。

每一个宝宝都要经历表达受挫阶段，只是持续时间长短的问题。所以，父母的耐心和信心是帮宝宝顺利度过这个阶段的关键。

发现宝宝在表达上的问题后，父母需要耐心解决，可放慢语速，降低语句的复杂程度，与宝宝说话，让宝宝感受语言，但不要急于让宝宝正确表达。宝宝会在父母的耐心引导下变得越来越好。

试图参与到谈话中

■ 表现形式

努力理解他人在说什么，并想参与进去。

明白提问是获得父母关注的一种有效方式。

开始使用常听到的语言，在游戏中和生活中重复这些词语。

尝试用方言或普通话交流，在得不到父母理解时有挫败感。

■ 互动建议

邀请宝宝参与对话，并有意识地增加对话的内容，这样可以增加宝宝提问的次数。

仔细聆听宝宝讲话，不要抢说或打断，让宝宝得到尊重，树立讲话的信心。这个年龄段的宝宝在讲话时经常停顿属于正常现象，父母需要耐心听，用心回答宝宝的问题，合理纠正宝宝说错的地方。

当与宝宝对话时，语速不要太快，用简单的短语或句子与宝宝对话。

■ 注意事项

宝宝参与对话是一种进步。当宝宝想要参与对话的时候，父母就要让他有机会说话，并尽量让他沿着自己感兴趣的方向一直说下去，这样宝宝每次交流都会有收获。

认识已经熟悉的环境中的视觉标记

■ 表现形式

认识常见的地点，例如某个商店或奶奶家的街道等。

能够辨认出有鲜明色彩或形状的东西，如玩具店、大雕塑等。

记得喜欢去的地方的标记，如蛋糕店、游乐场。

■ 互动建议

准备适合宝宝阅读的各种读物，包括图画书籍、杂志、诗歌、带文字的玩具等。

有意识地强化宝宝对标志的认知，可以利用家里现成的物件，如米老鼠、唐老鸭等标志性物品（不是图书）与宝宝交流，增加宝宝感官之间的联系。

看到熟悉的商店宝宝会说出与之有关的词语。他可能不会说商店，但他可能说"蛋糕""冰激凌"，表明他知道这是一个能买到好吃的的地方。

■ 注意事项

宝宝能够辨认复杂的环境中的标记，说明宝宝已经能够将看到的东西经过大脑加工后整理出来了。这些标记会在宝宝大脑中形成完整的图像并转换成语言表达。

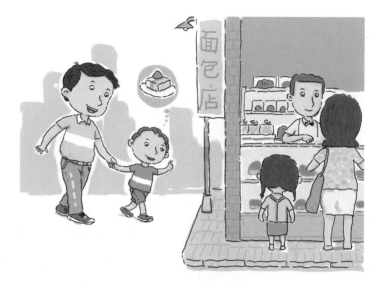

記得喜欢去的地方的标记，比如面包店

掌握方言，熟悉普通话

■ 表现形式

用方言向父母及同龄人表达需求和要求，与父母互动。

能说出常见的更长的词汇，如"小凳子""电脑包"。

同一个词语，能用方言和普通话两种方式表达出来。

可以同时理解方言和普通话。

■ 互动建议

可以教宝宝方言，但也要明白学习普通话的重要意义。

帮助宝宝学习二元语言或文化，为后期多语种学习奠定基础。

在宝宝说出方言时，帮助他用普通话说一遍；当宝宝说出普通话时，帮助他用方言说一遍。

204

由于很多地方都有自己的方言，宝宝常常在同一时间听到对同一词语的不同发音。因此，需要让宝宝理解不同发音的意思是一样的。令人惊奇的是，宝宝可以很快理解普通话和方言表达的同一词语。

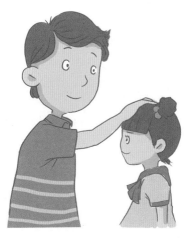

↳ 与宝宝多一些交流

运动能力的发展

健康的体格与日常活动是婴幼儿期宝宝脑部发育的主要影响因素，对认知的发展也具有重要作用。

在这个年龄阶段，运动发育主要体现在宝宝的平衡能力提升上。宝宝学会了奔跑和爬楼梯，也开始学习跳跃，动作的灵巧性增强。此时的身高和体重增长速度较为稳定，到2岁时，宝宝的身高已经达到其成年后最终身高的1/2（大部分宝宝可以达到86~88厘米），头围约为成年头围的90%，之后几年头围仅增长5厘米。

因为能够走路、跑步和攀爬，宝宝的活动范围必然大大增加，他开始了更多的探索活动。因此，不断地探索成为这个阶段非常明显的特征。

父母应当让宝宝在安全的环境中玩耍和运动，不断改变活动的内容，用一种活动替代另一种活动，而不是限制宝宝的活动。如果在户外玩耍，父母要看好宝宝，放手不放眼。

宝宝胆子大，玩耍容易遇到危险时，父母首先要看宝宝的这种玩法是有些冒险还是完全危险，决定是在保证宝宝安全的前提下鼓励冒险，还是告诉宝宝这是危险的行为不能继续。如果宝宝有不当的行为，不提倡父母处罚宝宝，提倡用其他更有效的方法来阻止宝宝继续实施危险行为，包括耐心讲明危险性和可能的后果，告知宝宝应该怎样做才是正确的。因为单纯的处罚起不到真正的作用。

父母要了解和适应宝宝的性格，并用合适的方法与之进行交流，让宝宝与自己的相处更和谐融洽。这实际上是一种隐形的干预措施，因为家庭氛围对宝宝成长的影响非常大，而宝宝每天的各种活动几乎都在家中，受家庭和亲子关系的影响是最直接的。

父母既要让宝宝充分运动，又要避免危险的发生，在宝宝进行一些有一定危险的活动时，要一直待在他的身边，防止发生意外。培养有胆识又能保护好自己的孩子才是我们的目标。

运动能力发展的重点

促进宝宝使用感官，进一步促进感官统合，增强感官系统中各个器官之间的相互联系。

积极锻炼宝宝，帮宝宝养成健康的生活习惯，学习基础的生活技能，如定时进食、不挑食、走路、跑步、上楼梯，等等。

让宝宝多动手，让宝宝在伸出手、抓住和放下物品时学会控制自己的运动，使粗大运动和精细运动都更加协调。

营造良好的、安全的运动环境

要锻炼宝宝的运动能力，父母应为他营造良好的、安全的运动环境，尽量做到以下几点：

（1）提供自由跑动、上下楼梯、跨越并穿过障碍物、安全跳跃的机会。

（2）设计锻炼小肌肉的活动，如和宝宝一起用与橡皮泥配套的各种工具玩橡皮泥。这些物品比擀面杖或切割工具更适合这个年龄阶段的宝宝。

（3）和宝宝一起涂鸦。

（4）提供各种尺寸的篮子和袋子给宝宝"拿、捡起和扔掉"。

（5）提供各种尺寸、重量和材质的积木。

（6）利用现成的物品做玩具，如用纸箱做小房子，用盒子做百宝箱等。

（7）如果条件允许，让宝宝接近大自然，户外活动可以让宝宝身心舒畅，更加快乐。

18~24月龄宝宝运动能力发展的表现与互动建议

使用多个感官，发展感觉运动技能，平衡运动能力提高

■ **表现形式**

追逐移动的物品并能抓住它们。

把球抛出去，然后追赶。

在成人的帮助下，从台阶上跳到平地。

■ **互动建议**

和宝宝一起活动，让宝宝追赶看到的玩具。

和宝宝一起玩抛物接物游戏。不要距离宝宝太远，以宝宝能够接到为准。最好用各种颜色的小球，一边抛球，一边说出球的颜色并数数。

妈妈和爸爸各在一处，让宝宝抱着大球在父母之间来回跑。

■ **注意事项**

宝宝的协调性是可以不断训练的，只有不断活动，宝宝才能将视觉、听觉和距离感整合起来，让运动更加协调。在运动过程中，宝宝的认知能力也会得到提高。

能够协调地活动身体

■ **表现形式**

可以自己走路、跑步。

自己爬上低矮的地方，如椅子、台阶。

会上下楼梯，双脚站在同一个台阶上，手扶着栏杆，再上另一个台阶。

坐在骑乘玩具上，并用双脚蹬地前进。

会玩滑梯。

■ 互动建议

让宝宝每天都有充分的机会做运动，给宝宝准备宽松的衣裤和舒适的鞋子。

有条件时，在家里为宝宝提供攀爬、跳跃的条件。

上楼时，可以让宝宝自己走一段，锻炼宝宝双腿的力量。

让宝宝在有支杆的儿童自行车上面蹬玩。

■ 注意事项

宝宝在做这些活动时，感觉自己在冒险，很刺激。有些宝宝胆子小，有些宝宝胆子大，但都会在活动中产生新鲜的体验。为宝宝准备一个能够进行这些活动的场所是十分必要的。这些活动可以在户外进行，也可以充分利用社区的设施。无论在哪儿，父母都要看护好宝宝，防止意外发生。

能够通过自己的活动来达到目的

■ 表现形式

穿过房间去问妈妈要东西或者打招呼。

给妈妈喂食。

爬上椅子或沙发去拿够不着的玩具或物品。

尝试蹬儿童自行车。

同时拿两件以上的物品。

■ **互动建议**

回家时，叫宝宝的名字，让他跑出来打招呼（可以养成习惯）。

将某件宝宝喜欢的物品放在一个较高或较远的位置，让宝宝自己想办法拿到。

根据宝宝的情况，让他做一些从高处跳下的动作，高度适中，地面不要太硬。

告诉宝宝自己去房间把某样东西拿到客厅里来。

■ **注意事项**

让宝宝有当主人翁的自豪感和完成某件事情后的成就感。宝宝有了这些感受，可以增强自信。但父母要告诉宝宝如何在活动中避免危险，不要跌倒。

如果宝宝跌倒了，只要没有受伤，要鼓励他自己站起来，而不是马上过去将他抱起。宝宝自己站起来后，要给予表扬和赞美。

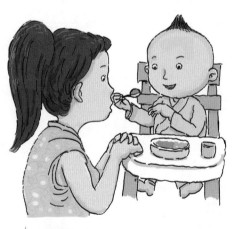

↳ 给妈妈喂食

可以手眼协调

■ 表现形式

可以玩更复杂的拼图。

用勺子吃饭，用手抓东西吃，能准确地把食物放进嘴里。

把面巾纸撕成长条。

堆叠2块、3块甚至更多的积木。

把玩具木棍插进孔里。

■ 互动建议

让宝宝自己用勺子吃饭。

把水果切成小块，把宝宝的手洗干净，让宝宝用手拿水果吃。

与宝宝一起撕纸，比谁撕得更细、更小。

与宝宝一起玩积木，完成一件作品。

准备玩具，让宝宝有机会将两个部件连起来。

■ 注意事项

精细运动从手开始。精细运动是通过眼睛与双手小肌肉的协调来完成的。精细运动的发展促进大脑的发育，并能让宝宝变得细心、有耐心。

自觉遵守固定的作息时间

■ 表现形式

到午睡时间会找自己的玩具或毯子，然后上床睡觉。

要求父母讲睡前故事。

起床后知道要洗脸、刷牙，然后再吃饭。

■ **互动建议**

让宝宝按时吃饭、睡觉，形成规律作息。每晚把宝宝睡觉用的小毯子放在相同的位置，调节卧室的光线都相同。稳定的环境是培养规律作息的必要条件。

■ **注意事项**

幼儿期是生长发育的重要阶段。健康的身体需要宝宝有规律地生活。尽早养成按时睡觉的习惯，可以极大地减少宝宝长大以后的睡眠问题。

遵守规律的作息时间对培养宝宝的自律行为有较强的正面影响。

2~3岁的宝宝虽然体格生长放缓，但是其智能成长却表现出全面发展、交叉影响和复杂的特点。宝宝不但一般的学习能力得到拓展，而且他更多的与个性和内在性格相关的"能"和"力"都开始显现，如想象力、抽象思维、基本的道德观（对与错）、意志力、思维模式、个人—社会能力、独立性等。宝宝开始明白一些原则和规矩，并开始发展出真正的自我约束能力。可以说，这个阶段结束时，宝宝基本形成了成人后的性格雏形。

由此可见，在这个时期塑造宝宝的性格、规范宝宝的行为是十分关键的。

认知能力的发展

本阶段认知方面的重要特征有：①抽象思维开始出现；②象征性游戏、联想和假想成为表达看法的一种方式。

什么是抽象思维？

人们在认知活动中，通过概念、判断、推理，对客观现实进行概括、反映的过程就是抽象思维。这听起来比较难理解。比如：面对五颜六色的苹果、柑橘、香蕉、菠萝，我们通常将它们统称为"水果"；面对千姿百态的大雁、海燕、仙鹤、天鹅，我们统称为"飞禽"。可见，抽象思维作为一种重要的思维方式，具有概括性、间接性、超然性的特点，是在分析事物时抽取事物最本质的特性而形成概念，再运用这样的概念进行推理、判断的一种思维活动。

当你对宝宝说："你想吃水果吗？"他会明白是指很多种水果，因此他会回答："我想吃香蕉。"当宝宝的抽象思维出现后，就表现为可以理解简单词语背后复杂的含义。

我们再看一个例子。当宝宝想获取够不着的物品的时候，以前，他会反复尝试踮着脚去拿。有了抽象思维和想象力后，宝宝可以运用内在的思维活动，想象物体的位置以及自己的动作，推测动作的结果，最终形成解决问题的方法——把凳子搬过来，再站在凳子上伸手去拿，或者用足够长的工具将东西拨到柜子下面，再用手拿。这是在大脑中将几个动作联合起来思考产生的结果，而不再像以前一样仅仅依靠外在的行为尝试。

这是多么激动人心的变化！2~4岁就是这样一个阶段。宝宝可以反复沉浸在各种象征性和假想性游戏中。象征性和假想性游戏成为宝宝早期抽象表达的一种形式。

作为抽象思维的一部分，幻想经常会出现在宝宝的思维活动中。宝宝可以用自己的想象力塑造因果关系，解释自己无法理解的自然现象，很天真地相信心愿的力量。比如，一个孩子可能认为下雨是因为有人带了伞，太阳下山是因为太阳累了，孙悟空可以打妖怪保护自己。

我们会发现宝宝总是以自我为中心。父母需要理解这种现象，这是因为宝宝还不能从他人的角度看问题，这不是自私，是心理发育的一个阶段性现象。比如，宝宝总认为大人和他一样喜欢毛绒玩具和积木，当看到妈妈生气的时候，他可能将毛绒娃娃拿给妈妈去安慰她。

这是宝宝发育过程中的一种进步，和宝宝一起经历并享受这样一个阶段吧。

抽象思维的发展

在这个阶段，宝宝的抽象思维开始出现并不断发展，这种发展会一直持续到学龄期。语言、认知、情绪和游戏都会与抽象思维发生联系。抽象思维的产生把这个时期宝宝的交流能力和意识提升到了更高的层次。可以说在幼儿后期，宝宝开始了适应世界的新模式。

宝宝可以开始在脑子里想象事物和行为，重现发生在过去和其他环境中的经历，这在以前是没有的。基于对过去这些经历的感受，宝宝的大脑开始加工整合这些信息，并构思出新的想法，表现出行为的变化和改进。这个过程反复在宝宝大脑中出现，不仅引发了宝宝的思考，而且明显提高了宝宝的思考能力。

父母已经了解并实践了促进宝宝认知能力提升、丰富宝宝的情感、增强宝宝语言与交流能力、提升宝宝运动能力的各种方式。这部分将探讨父母如何在宝宝2~3岁这个阶段，将语言与认知、情感等的发展结合起来，通过以游戏为代表的多种形式来开发和促进宝宝的综合能力。

由于在2~5岁期间，宝宝的综合学习能力是持续提升的，难以完全按年龄分割，所以萌医生将告诉大家，5岁前的宝宝在语言、认知、情感三个方面所能达到的平均水平，并介绍在平均水平以下和以上的宝宝的表现。书里给出的资料是目前大多数专业研究参考书所给出的数据，虽然具有很大的参考价值，但父母不必将宝宝的情况与资料一一对照，并因为差距而开始无谓的担心。要知道，宝宝之间存在个体差异，不同时间出生的宝宝在各种指标上也会有细微的差异。

同时，由于宝宝的学习能力已经发展到一定的水平，萌医生还将就宝宝的道德发展、个性形成等方面提出参考性建议。

24~36月龄宝宝认知发育的里程碑事件

- 启动机械玩具；
- 当看见书上的图片时，立即在家里找出对应的实物；
- 与玩具娃娃、动物或者人一起玩角色扮演游戏；
- 根据物品的形状、颜色等进行分类；
- 可以完成3或4块智力拼图游戏；
- 理解"2"是什么意思。

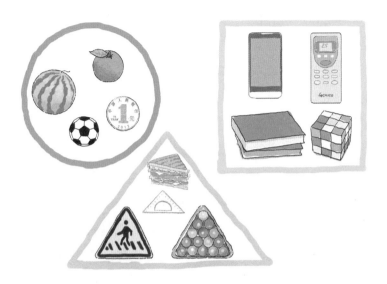

对物品进行分类

社交能力与情感的发展

宝宝的情感更加丰富

宝宝在伤心或不愉快时，在自己的要求没有得到满足时，在找不到自己想找的东西时，常常用比较激烈的语言和姿势表达自己的情绪，如大哭大叫、倒地打滚、大发脾气；在高兴时，宝宝会不顾一切地跳跃、大叫大笑、来回奔跑。宝宝的忍耐力极大地增强，能够忍耐或者享受各种触碰，包括蹦床、拥抱、打闹、故意跌倒等，但他又似乎变得更加敏感，容易生气，容易被激惹，反应过度。

情感的多变性和丰富程度，与这个时期宝宝想象力的发展和抽象思维的出现有密切的关系。在他的世界里，世界是五彩缤纷的，他难以将童话世界里的景象与现实生活分开。看到闪电他会联想到动画片里宫殿上空的火光；当窗帘被大风突然吹起，他会立即联想到动画片里的精灵或者巫婆。他还会把自己想象成动画电影或者故事中的英雄，把自己打扮成故事中的人物，比如，戴上爸爸的大帽子，再把玩具冲锋枪挂在胸前，大声说"我是大侠"，或穿上公主裙，以为自己是公主。

如何帮助宝宝用语言和动作把所有的情绪都表达出来，并让宝宝最独特的情绪也能够得到充分表达？父母该怎样做？

大多数的父母在面对一个情绪大起大落、吵闹不休的2岁多的孩子时，常常无法控制自己的情绪，用棍棒和呵斥抑制一个孩子因为想象力和成人无法联想的抽象表达所引发的多种情绪，最终，扼杀了孩子的创造力和想象力。

如果父母不了解这个阶段宝宝的情感发展特点，就无法理解宝宝的情感世界，面对宝宝的很多情绪变化就会缺乏耐心，心情烦躁。

在我们看来并没有什么联系的两件东西，在宝宝的小脑袋里却会建立起联系。比如，宝宝可能想用坐便器里的水洗手，因为他认为水就是可以用来洗手的，他尚不能明白坐便器里的水与洗手池里的水的区别。又比如，宝宝认为颜料就是用来涂抹的，因此会用手去触摸画画用的颜料，并在纸上，甚至在脸上涂抹，又或者涂在爸爸的脸上。

不要对宝宝表现出来的想象力或者莫名其妙的表现轻易下结论，父母的武断有可能扼杀宝宝在某个方面具备的天才能力。要学会欣赏宝宝的各种奇思妙想，理解宝宝突然出现的情绪变化，因为，这也许正是一个未来的文学家、诗人、哲学家甚至画家所要具备的天分和创意灵感，也可能是一个发明家的灵感。父母保持宝宝情绪稳定在正常范围内即可，而不需要让宝宝长期处在一种情绪中。

做智慧型父母

由于象征性思维的出现，宝宝在做出某种行为前，常常会在脑子里想象出这个行为的样子。假想性游戏越来越多，越来越复杂，宝宝从假想性游戏、搭积木、对话、日常活动和互动中学到的象征性符号也越来越多。宝宝的感官就像是在给各种东西拍"快照"，"快照"最终都会印到宝宝的大脑里。

互动是让宝宝最终拥有合理情绪的武器。无论什么情况，即使宝宝要脾气、调皮捣蛋到了让人无法忍受的地步，父母都要坚持做到：

平心静气。看着他，不要轻易说话，等他缓和下来后再处理。但多数时候，情况不会这么糟，父母要冷静，找准时机就宝宝发生情绪变化的可能的原因与宝宝进行对话。例如，宝宝对食物百般挑剔，这是对父母耐心的考验。这个时候，可以让宝宝离开饭桌（现场），然后对他说："我知道你可能在生气，如果现在不想吃饭，就暂时不吃。"父母要等待时机进一步沟通，而不能让宝宝感觉自己挑剔食物是对的，等宝宝冷静下来后，再告诉他做饭的辛苦、吃饭的重要性，鼓励宝宝试着继续吃。又比如，宝宝对穿衣百般要求时，父母可以每次给他两个选择，或者给他两次机会选择。

给情绪一个通道。比如，当宝宝在商场嚷着要一个新玩具，但家里已经有一个类似的玩具不用再购买时，他就会大发脾气。此时，妈妈可以问他是不是生气了，让宝宝知道你了解他的心情，然后让宝宝说出他的感受，由此开启你们的对话，而不是简单地对他说："不买，家里已经有了。"这两种方法的不同点是，第一种方法让宝宝的情绪有了出去的通道，并让宝宝明白了其中的道理。第二种方法则让宝宝的情绪没有了出口，最终还是会爆发。让情绪自由地表达出来，才有利于宝宝学会自我调节情绪。在讲清楚道理后，必要时，可以给宝宝买一个完全不同的玩具。

设立界限。设立界限最重要的方法是事先"约法三章"。如在炎热的夏天，宝宝总是想吃冰激凌。约法三章：每天只吃一次，每次只吃一个（限定量）；由宝宝决定什么时候吃；不能睡前吃和早上吃。让宝宝感到既达到了目的，又可以由自己掌握"冰激凌的命运"，因而更愿意遵从。

24~36月龄宝宝社交能力与情感发展的里程碑事件

- 模仿成人和同伴；
- 自发地向熟悉的伙伴表达自己关爱的情感；
- 与同伴轮流做游戏；
- 理解"我的""他的"；
- 表达更多的情感（个体差异大）；
- 不喜欢改变已经形成的习惯。

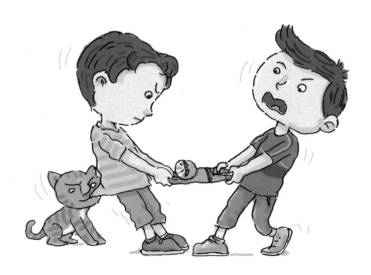

↳ 已有"我的""他的"意识

语言与交流能力的发展

语言能力迅速提升，社交圈扩大

在这个阶段，宝宝的语言能力迅速提升，社交圈扩大也是重要的发育里程碑事件。宝宝学会了从信赖的父母和其他家人身边走开然后再走回去。这一时期也可以叫作学龄前期的特殊阶段（一般将3~6岁定义为学龄前期）。

宝宝开始试着探索情感变化，表现为"情感分离"，父母可能会觉察到宝宝不断在反抗和顺从、安静与吵闹、大胆探索和依赖之间反复变换，有时候显得多变而烦躁。上幼儿园后，宝宝适应新环境、新规则和建立新关系的能力受到挑战。但宝宝通过这些带给他困惑、惊异、欣喜甚至痛苦的经历，最终会慢慢知道，独立的自己比以前更能干。宝宝似乎也开始明白，原来这个世界好大，人好多，自己的能力是有限的。

个体差异与环境影响

2~5岁期间是语言能力发展最为迅速的阶段，宝宝的词汇量由50~100个增加至超过2 000个。2岁时，宝宝大约可以理解400个字，3岁时，可以达到1 000个字。宝宝说话时的句式结构也由电报式的短语，如"娃娃哭""妈妈爱"，变为包含主要语法成分的句子，如"我要苹果"。

根据经验，在2~5岁期间，一个句子中的词汇的平均数量等于宝宝的年龄（即2岁2个词，3岁3个词，以此类推，但也有例外）。在21个月到3岁这个阶段，大多数宝宝学会了使用所有格（"我的帽子"）、进行时态（"我正在玩"）、疑问句（"为什么这样"）、否定句式（"我不"）；到4岁时，宝宝能够数数到4，并能使用过去时态（"我吃过了"）；到5岁时会使用将来时态（"明天要去天安门"）。大多数5岁的宝宝还不会使用比喻句，只能理解字面意思。比如，如果父母形容纸像云一样白，宝宝就会疑惑不解，期待父母更清楚地说明。但如果父母说"云看上去很白，这张纸也很白，和云一样白"，宝宝就理解了。

语言能力包括表达和理解两个方面。宝宝学会理解语言的速度没什么个体差异或个体差异较小，但在语言表达方面的学习速度个体差异较大。因此，在医学上常用语言理解能力来判断语言发育是否正常以及某些疾病的预后。

语言能力是学习知识的先决条件。尽管宝宝在小学学习时才开始真正的读写，但许多重要的基础概念都是在学龄前期学习的。比如，通过反复阅读书面词汇，宝宝知道了写的作用（故事是写出来的）和写的形式（从左至右、由上到下，宝宝也会按照这个方向阅读）。但是不同的宝宝使用语言的能力是有差异的，造成这些差异的原因也有很多。

语言发育的个体差异

语言发育的程度对评估和干预宝宝整体发育有着很重要的作用。这一点不难理解。语言不仅是认知和情感发育的重要指标，也是我们对宝宝的行为进行调控的工具，同时也是宝宝今后进入学校学习的重要因素。

父母在与宝宝交流的过程中，要有意识地使用更多词语来描述宝宝的情绪状态，如"你现在有些不高兴""你看上去很愉快""你为什么生气了呢"等，用适合宝宝的方式鼓励宝宝用语言代替行动来表达自己的感受，促进宝宝的语言和情感发育。

语言的发育与认知和情感的发育有关。语言发育迟滞有可能是延迟发育（这种情况多见于男孩），但也有可能是精神发育迟滞或其他问题。语言延迟发育的宝宝一旦发声，通常都有爆发性的语言表达现象，语言发展会很快赶上同龄儿。学会语言表达的早晚与智力发育没有直接关系。

语言也在行为调节中扮演着重要的角色。宝宝能够通过自己大脑的加工形成独特的个人语言。在重复父母说话的过程中，宝宝一开始只知道模仿说话，最后，即使没有说话，宝宝的脑海里也已经出现了语言，不管是否能说出来。语言让宝宝能够表达自己的感受，如他在愤怒或充满挫败感的时候，可以大声说出"不"，在高兴的时候，可以大声叫出"好"。宝宝不再像以前那样必须通过动作来表达。宝宝开始用语言代替动作而让成人理解他的意思。

环境对语言发育的影响

环境所给予的刺激是宝宝语言发育中最重要的"扣板"，我们将这种现象叫作语言环境输入。狼孩的故事就是一个最有力的反面例子：当环境中缺乏语言刺激的时候，宝宝必然会语言缺失。

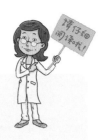

语言环境输入

语言环境输入就是指我们在日常生活中能够给宝宝的语言刺激（成人也在不断获得语言环境输入而学习接受新东西）。

语言环境输入对宝宝获得并提升语言能力非常重要。语言环境输入的决定因素包括宝宝接触到的语音的数量和多样性、父母向宝宝提问的频度、父母是否经常鼓励宝宝说话、宝宝得到的说话的机会。研究显示，在经济条件差的家庭中成长的宝宝，在语言发育上落后于经济条件较好的家庭中成长的宝宝，其主要的原因就是语言环境输入不够。

宝宝天生具有语言学习的基本技能，但环境会影响宝宝的语言学习。因为宝宝不仅仅是简单地模仿大人说话，还能从周围人的复杂的语言中提取相应的语法规则，在大脑中产生模糊的理解并出现假设。如"他"代表一个人，"他们"代表很多的人；"你去了那儿"代表这个人已经去过那个地方，"你要去哪里"的意思是还没有去。如此反复，宝宝最终理解了语言，并在周围人的影响下形成自己的语言特点。

绘本对语言能力的影响

给宝宝准备必要的绘本。绘本不仅使婴儿期和幼儿期的宝宝熟悉印刷的文字，同时也有助于口头语言的发育。由于看书时有视觉的参与，图画形象加强了语言与实物的联系。好的绘本还可以激发宝宝的想象力。父母不断给宝宝读书，能极大地提升宝宝掌握的词汇量，加深宝宝对语言的理解。

和宝宝一起大声读书是一个互动的过程，在这个过程中，父母可以让宝宝持续地看一张图片，然后向他提问，同时及时给宝宝补充和反馈。共同关注、积极参与、及时反馈、重复及逐渐提升难度都是理想的语言学习方法的组成部分。父母正是宝宝最好的"合作者"。

语言发育是智能成长中最直观的部分，也是父母最容易观察和评估的部分。但语言发育并不能完全代表智能成长，对语言的理解能力更能代表宝宝智能成长的程度。语言理解动用了除发音以外的大脑功能区和其他感官，只要发音器官一参与，语言就形成了。因此，语言理解能力好、说话比较少的宝宝，会突然或在很短的时间内讲出一连串句子。

如果宝宝到了2岁仍然存在说话的问题，父母应该咨询儿童保健医生。只要宝宝的语言理解能力是正常的，父母就不要太担心。

24~36月龄宝宝语言发育的里程碑事件

● 可以听懂2或3个连续的指令，如"去你的房间，把玩具熊和毛绒小狗拿到这里来"；

● 可以认出照片中的人或物并说出名称；

● 理解大多数的句子；

● 理解空间和位置的关系，如"里面""上面""下面"等；

● 应用含有4或5个词语的句子；

● 能说出自己的名字、年龄、性别；

● 能应用主语、宾语代词（我、你、我们、他们等）和某些带复数含义的短语（很多汽车、几只狗、几只猫等）；

● 能让陌生人理解自己说的话。

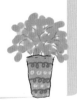

运动能力的发展

运动能力发展加速

在这个阶段，宝宝的运动能力持续发展。宝宝的粗大运动已经非常灵活，可以在一米以外用手和手臂接住一个大球；可以一直来回跑动，并且可以手里拿着东西跑；可以双脚离地跳跃，甚至连续跳跃；用单脚站立时可以暂时保持平衡；上楼梯时，两只脚可以轮流跨步；从比较高的沙发上跳下来；蹲下后能轻松站起来。

宝宝精细运动的发展也很迅速。他可以转动把手，自己开门；可以自己脱掉外套，戴上或摘下帽子；可以完成简单的折纸；从仅仅可以用蜡笔涂鸦，发展到可以用铅笔涂鸦，到近3岁时，宝宝可以用蜡笔或铅笔画一条线；玩积木时，宝宝可以将4块积木叠起来，到了2岁半以后，宝宝已经可以随心所欲地用8块甚至更多的积木叠起城堡或小庭院了。

父母可以很快发现，和宝宝在一起玩耍的内容丰富了许多。家里已经成了运动场和实验场，宝宝每天玩出很多新花样，令人目不暇接。宝宝每天都会用不同的方式搭积木，给娃娃换衣服、换发型；宝宝把蜡笔扔得到处都是，在纸上画满了父母看不懂的画，但宝宝也许会先告诉父母这是房子，那是街

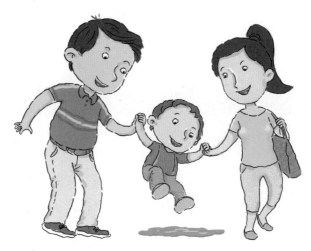

在成人的帮助下跳跃

道；骑儿童自行车把家里的花盆撞倒了，水也洒得满地都是。总之，宝宝在家里"当家做主"了。

宝宝运动能力的发展也促进了综合能力的发展。宝宝能更加自如地到处活动，用他所想象出的空间和图像，用他所能使用的语言，与父母进行更多的互动。

24~36月龄宝宝运动能力发展的里程碑事件

- 双脚轮流跨步上楼梯；
- 能够很好地爬行；
- 能踢球（穿运动鞋）；
- 骑三轮车（戴上安全头盔）；
- 弯腰不会跌倒。

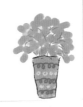

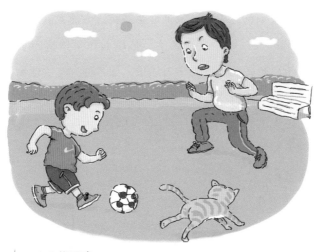

↳ 宝宝能踢球

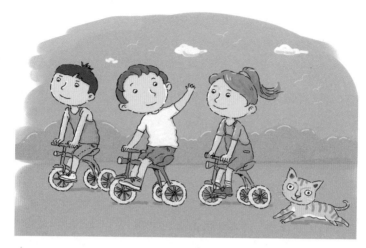

↳ 蹬三轮车

游　戏

　　游戏是这个阶段让宝宝体验学习的最有效手段，非常有利于提升宝宝的想象力，象征性游戏在这方面尤其具有优势。家庭游戏的设计可以非常灵活，依境而作，依情而制，不要设限。可以将游戏设计为学习场景，如各种汽车、动物、猜谜语；可以设计成运动的形式，如看谁跑得快；可以设计为社交以及角色扮演的场景，如让宝宝扮演妈妈、爸爸或其他人；可以举办化装舞会，表演节目；可以设计寻宝游戏，比赛谁先把小熊找出来。

　　家庭游戏是最常见的增加互动的形式。父母和宝宝在家里，或者邀请几个宝宝的同伴在家里，或者一家人和朋友在野外都可以进行。宝宝在幼儿园时，会参加为他们这个年龄段设计的帮助发展认知、情感与社交的游戏。宝宝还会将在幼儿园学习到的游戏带回家，与爸爸妈妈一起玩。

设计游戏时，需要不断增加游戏的难度，父母要展开想象力为宝宝设置多个环节，由简单模仿直至场景游戏，如买卖东西、过家家、拼图、击鼓传花、丢手绢、抢答物品的名称，等等。将游戏扩展到某个特定的场景是非常有效的刺激形式，比如，去动物园看动物或去海边旅行。3岁的宝宝可以玩合作性游戏，如一起搭积木、一起拼图，等等。父母可以为游戏制定由简单到复杂的规则，让宝宝在游戏中学会遵守规则。

游戏还能成为解决矛盾冲突、平复焦虑情绪的手段，也是让宝宝展现创造力的有效途径。通过游戏，宝宝能够顺畅排解愤怒（如教训布偶），表现超能力（扮演恐龙和超级英雄），假装得到现实中得不到的东西（假想的"大白"或动物玩偶），成为想象中的人物（如白雪公主或者狮子王）。书写、画画等活动还可以给宝宝展现创造力的机会。

24~36月龄宝宝综合学习能力发展的表现（语言、认知、情感、运动）与互动建议

进入语言能力的迅速提升阶段，
宝宝能理解的词语和句子比他们会说的要多得多

■ **表现形式**

长时间集中精力听故事。

在听到故事中有趣搞笑的情节时，会微笑或大笑。

能明白相对复杂的连贯指令，比如"你把盒子打开，把里面的东西拿给奶奶"。

突然说出新句子，如"我想吃香蕉"。

■ 互动建议

营造特定氛围，让宝宝沉浸在语言的乐趣里。可以有意识地设计对话，让宝宝在其中找到乐趣。

充分利用陪伴宝宝的时间，与他说话，问他问题，给他丰富的语言感受和体验。宝宝是通过耳朵听、眼睛看来接触和理解语言的，不管父母想什么、做什么，都可以告诉他。这样不仅能满足宝宝无穷无尽的好奇心，也能简单直接地增加他的词汇量，加深他对语言的理解。

■ 注意事项

语言促进认知能力的发展。宝宝的语言发育速度对全面综合发展也很重要。要有计划地为宝宝准备好各类故事，如容易理解的、培养良好品德的故事，有助于促进想象力发展的科幻故事，等等。保持宝宝对世界的好奇心，不断发问刺激宝宝思考，是父母要用心完成的功课。

> 通过思考和对信息的处理，
> 宝宝能够理解空间位置和更多抽象、复杂的含义

■ 表现形式

当听到"大灰狼来了"时会表现得害怕，甚至躲起来。

当听到2或3个要求的时候，宝宝会依次照做。例如"把沙发垫捡起来，放到沙发上，再坐上去"。

知道父母的房间与自己房间的位置，当妈妈在房间里说"到妈妈这里来"的时候，他会跑进去。

■ **互动建议**

小游戏：我们来分类

这是一个很好的训练思维的游戏，可以帮助宝宝用视觉来理解形状、颜色、大小等相对抽象的概念。准备不同形状、大小、颜色的安全的物品，将它们混在一起，然后与宝宝一道进行分类。最好是父母提要求，让宝宝来完成。可以变换每次分类的要求，同时鼓励宝宝在分类时大声说出（描述）手里物品的名称和分类的特点。比如：这是个球，球是圆的；这是苹果，是红色的。宝宝每次进步时，可以奖励他一面小红旗，插在他的房间中的一个固定位置。

■ **注意事项**

可以根据家中环境的特点、宝宝的具体情况，将游戏设计得更丰富、更具体，目的就是让宝宝在与父母的互动中学习语言，学习交流的方式，学习思考，学习自理和独立。

> 可以用更加丰富多样的语言来清楚地表达自己

■ **表现形式**

会说包含2或5个词的句子，比如"我不要这个""我要画笔和纸"。

使用否定词和疑问句。

会叙述已经发生过的事，比如，"我们去公园了""吃过了"。

说出图画书中物品的名字，如小鸟、青蛙、大白兔。

使用描述性词语（形容词），知道词语之间的关系，如长耳朵的兔子、红红的太阳、漂亮的花、汪汪叫的小狗。

■ **互动建议**

必要时重复宝宝的话，让他知道你在认真听，并起到强化句子的作用。

当宝宝的表达不够完整或者不够清晰时，将他的话重新组合，让宝宝确认我们是否理解了他的意思。必要时让宝宝重复正确的表达方式。

当宝宝出现情绪（悲伤、愤怒等）时，用语言帮宝宝说出他的感受。这样既可以沟通情感，又可以表示对他情绪的理解和体谅。

看图说话或看脸说话：让宝宝描述图中的画面，如"鱼儿在水中游"；父母模仿某种表情，让宝宝辨别这些表情的意思。

■ **注意事项**

总结有效的沟通技巧，目的是使宝宝体会到沟通的乐趣，增加词汇量。宝宝的表达能力还非常有限，要用技巧使沟通真正有效。

与宝宝交流时，父母首先要掌控好情绪。稳定的情绪有利于宝宝的反应。如果父母平时在家里总是大喊大叫，或者宝宝一有什么差错，就开始责怪甚至骂他，宝宝就会变得不敢说、怕说错、口吃、说话不连贯，甚至他也学会大喊大叫。

家里的和谐氛围是宝宝顺利学习的基础条件。在宝宝出现问题的时候，要想清楚再批评，而且批评要有理有据，且对宝宝改进行为有帮助。

参与社交，参与谈话

■ **表现形式**

开始学会了问"为什么"。

很自在地与同龄人玩耍。

在角色扮演的游戏中与人交流。

当父母停止说话并看向他时，知道这是该他说话的意思。

主动提问，吸引他人的注意。

一个人对着玩偶说话，或者在玩耍的时候自言自语。

■ **互动建议**

尽量把说话的机会留给宝宝。

和宝宝一起游戏时，让宝宝担任指挥，父母跟随他的指示行动。不要心急，当宝宝不能继续时，给予提示。这种方式能让宝宝不断练习语言，并充分体验语言的作用。

抓住各种机会向宝宝提问，拓宽他的思维，支持和鼓励宝宝独立思考。

不断创造机会，让宝宝与同龄人一起玩耍、交谈。

可以将向宝宝提问的应用程序装在平板电脑上，让宝宝跟着提问作答。

■ **注意事项**

语言的进步是不断练习的结果。要把说话的机会让给宝宝。父母的"谦逊"和假装不懂可以增加和宝宝对话的机会，多问宝宝问题，让宝宝告诉你，或者与你一起讨论。

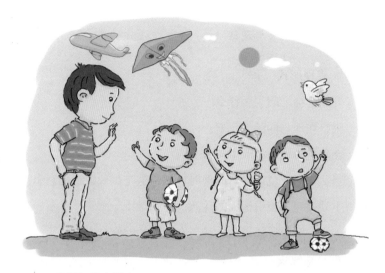

↳ 爱提问的小朋友

在语言中出现语法和句法，
从会简短地说话发展到会说符合语法规则的句子

■ 表现形式

说话时开始使用语法规则，会把人称代词用在句子中，如"我的布娃娃""你的手套""他的汽车"。使用数量词，如"一个苹果""两个球"。使用方位词，比如"上面的那个""球在下面，书在上面""他在后面"等。

在与成人谈话时，开始使用完整的句子，如"他的妈妈来接他了"。

236

萌医生科学孕育在家庭 幼儿卷（左侧竖排书名）

■ **互动建议**

小游戏：击鼓传花

在一个小袋子或者小铁罐里放入各种图片，有各种人物、动物、植物、水果和交通工具等，然后全家人坐在一起围成一圈，击鼓传袋子（或小罐子）。鼓声停止时，拿到袋子（或小罐子）的人就从袋子里摸出一张卡片，说出这个卡片上物品的名称、用途以及家中有没有、在哪里可以买到等，说对了可以获得奖品。

■ **注意事项**

全家人一起做游戏是增进亲子关系、形成和谐家庭氛围、促进交流的有效形式。

要有意识地将训练语言、扩展知识、丰富想象、活动身体等融入其中。组织游戏的人可以是父母，也可以是宝宝。宝宝从中还可以学习组织技能。

（喜欢读书，追问故事的始末）

■ **表现形式**

能够记住熟悉的故事以及儿歌中的某些段落，并可以自己重复讲述。

可以用短语或短句描述书里发生的事情。

打断妈妈讲故事，并提出问题。

与别人讨论书里的人物，好像这些人物是真的一样。

用玩具或道具表演故事里的情节。

能够正面朝上拿书，并从前往后翻书。

■ **互动建议**

父母要做宝宝的榜样，每天定时和宝宝一起看书，用自己的行为去影响宝宝。

阅读杂志或者报纸时，父母可以与宝宝分享他可能感兴趣的图，从书中了解到宝宝可能感兴趣的东西。

在宝宝眼睛可以平视的墙上、家具上，挂上各种认物卡片和有趣的图片。

把适合宝宝看的书放在他容易拿到的地方并分好类，告诉宝宝看完后放回原来的位置，定期与宝宝一起整理书架。

定时带宝宝去书店，购买他感兴趣的书籍，买回来一起阅读。

■ **注意事项**

营造阅读环境。阅读能帮助宝宝提升语言能力，还能让宝宝从小养成读书的好习惯，让书成为宝宝生活的一部分。

宝宝喜爱读书不是与生俱来的，而是从小逐步培养的。读书是令人终身受益的好习惯。坚持读书，就可以使宝宝从小就把读书看成生活中不可或缺的一部分。每天在固定时间给宝宝读书，并一起复述其中的内容，不仅可以增进亲子关系，更能提升宝宝的语言表达能力和想象力。

宝宝能够记住发生过的事情，记忆细节的能力增强

■ **表现形式**

模仿父母的样子，玩过家家游戏。

记得妈妈昨天说过的话。

看完书后，会把书放回书架上。

记得物品是谁的，并会把它拿去还给物品的主人。

如果心爱的玩具找不到了，会主动回忆玩具的位置，然后去找出来。

■ 互动建议

小游戏：玩具去哪儿了

把玩具熊或者其他的玩具藏起来（在房间里宝宝能够看得见、够得着的位置）。宝宝扮演小侦探，在规定的时间里把玩具熊找出来。然后让宝宝来藏，爸爸妈妈找，看谁找得快。

小游戏：我跟爸爸换角色

让宝宝做一次"爸爸"：选择一个周末，让爸爸和宝宝角色互换。早上起床，"爸爸"去把"宝宝"叫起来，然后，一起刷牙、洗脸、吃饭。让"爸爸"来安排"宝宝"一天的活动。

父母在做家务或者在家工作的时候，可以适当地告诉宝宝自己在做什么事情、有什么意义，在增加宝宝词汇量的同时，培养宝宝的责任感。

可预测自己或别人行为的后果

■ 表现形式

心情不好时，晚上睡觉前不让妈妈关灯。

当看到小伙伴站在一个高台上，会对周围人说："呀，他会摔伤的！"

当大家一起将积木堆起来后，会说"小心"。

■ **互动建议**

与宝宝一起探索因果关系，要通过各种方式鼓励宝宝探索因果关系。

对宝宝关注到的因果关系表示认可。比如，宝宝不让关灯是知道关灯后房间会变黑，甚至会想到童话故事里晚上出来的"巫婆"。你要回应"好的，我们开着灯睡觉"，等宝宝睡着了再悄悄关灯。

用提问的方式鼓励宝宝理解因果关系。比如："为什么鱼在水里生活呢？""为什么不能玩针头呢？""积木堆高了，为什么容易倒呢？"

宝宝跌倒了，跌破了膝盖，伤口流血，可以与他讨论为什么会出血。

有些宝宝喜欢自己做主，就要适当满足他的"控制欲"，设计一个场景或者游戏让宝宝做一回主，让他当"导演"。如果宝宝哪天想自己一个人玩，也要给他留出空间，不要打扰。

■ **注意事项**

宝宝的想象力越来越丰富，对现实世界的认识也越来越丰富。父母耐心地陪伴就可以让他感觉安全和自信。父母的任务不是改变宝宝的情绪或者想法，而是让他知道父母完全了解并接受他的情绪或者想法。这样，宝宝就敢于随时说出他的想法和感受，表达出他的情绪，这对促进宝宝心理健康发展是非常重要的。

自娱自乐，玩假想性游戏

■ 表现形式

让两个布娃娃互相拥抱亲吻，给布娃娃喂奶。

打扮玩具熊，给玩具熊举办"婚礼"。

假装大灰狼，要吃掉小白兔玩偶。

用积木搭起城堡，保护王子不被女巫抓走。

■ 互动建议

当好宝宝的配角。

当看到宝宝在让两个布娃娃相互亲吻时，可以问宝宝它们为什么亲吻。

当看到宝宝假装是飞机在房间里奔跑时，帮助他找到可以降落的"跑道"。

当宝宝假装自己是灰太狼时，父母扮演喜羊羊与他玩，增加宝宝游戏的乐趣。

■ 注意事项

假想性游戏是从简单的模仿开始的。宝宝的很多假想性游戏都始于模仿父母做过的事情，或者重现童话故事中的某些情景。宝宝观察父母的一言一行，并用自己的方法将其融合到游戏中，同时还加入自己的情感和想象。

假想性游戏为宝宝提供了锻炼思维的机会，让宝宝变得更有创造性，是帮助他走出某些情绪困境的一种途径。

用各种物品了解初步的数字概念

■ **表现形式**

当被问到年龄的时候会说"2岁",并伸出两根手指。

当听到"你可以吃2块饼干"时,会从饼干盒子里取出2块饼干。

当看到别的小朋友有3块点心而自己只有2块时,会要求再给1块。

会数数,知道2或者3是多少。

■ **互动建议**

小游戏:宝宝来当家

让宝宝自己动手分发食物,或者在饭前为自己和家人分碗筷,他可以从中学习。

充分理解形状和大小。2岁大的宝宝可以理解大小的概念了。把切好的桃子块给宝宝,然后让宝宝在两个大小不同的碗中选一个来盛桃子。问宝宝:"你觉得应该把桃子放到这个小碗里还是放进这个大碗里?"

分食物:让宝宝把切好的桃子块分装在几个盘子里。

计数:让宝宝根据吃饭的人数来摆放餐具,让宝宝回答需要多少个碗、多少双筷子。妈妈还可以进一步问:"爸爸明天要出差,不跟我们一起吃晚饭,我们需要几个碗?"

■ **注意事项**

父母可以根据家里的具体情况,设计一些场景来锻炼宝宝对数字的认知和应用。不能揠苗助长,要帮助他逐渐进入数字世界，知道数字所代表的含义，并应用到日常生活中，如"小明1岁半，我2岁，我比小明大""他有2个布娃娃，我有3个，我比他多"。

> 学习基础科学常识，观察并辨认一些生物，了解它们的基本特点

■ 表现形式

看到公园里的鱼会说："它们在水里游！"

喜欢去动物园看不同的动物并提问。

在成人的帮助下给鱼喂食。

喜欢闻花的味道，知道花是香的。

能够说出常见的花朵、鸟儿、家禽和虫子的名称。

■ 互动建议

一起来欣赏。如果家里有花园，尽量种植一些鲜艳的植物。用鱼缸养鱼，为宝宝提供连续观察的场所。如果没有条件，就经常带宝宝到户外，一边接触大自然，一边学习。

同宝宝一起观察金鱼的身体和游动时的姿态，给鱼喂食，观察鱼的变化。

一起观察不同植物叶子的形状，观察花朵的颜色，观察泥土的颜色，看小草颜色的变化。

和宝宝一起在院子里或花盆里种上花草：让宝宝把种子撒在土里，然后每天观察它们的生长状况，与宝宝一同经历并享受一粒种子变成一棵小苗的过程。告诉宝宝，他也是这样不断地长大和变化的。

把收集到的叶子进行分类并数数。

■ **注意事项**

2~3岁的宝宝已经可以自己发现自然界中的一些新鲜事物了。父母的任务，就是为宝宝提供机会，并与他一起探索这个奇妙的世界。可以去植物园看不同的树、不同的花，也可以去池塘看蝌蚪、小鱼、小虾，还可以去田野里奔跑抓蜻蜓。

每一次充满新意的探索，都会给宝宝留下很深刻的印象，让他产生对大自然的热爱。一个热爱生活和大自然的孩子才能从生活和大自然中学习，保持热情，并渐渐拥有健康的心理和良好的性格。

> 更加理解并自觉遵守规则

■ **表现形式**

当听到一个孩子大声呵斥另一个孩子的时候，会提醒他说"小声点"。

从室外进屋的时候会主动换鞋。

吃饭前自觉洗手。

当别人提醒他站得太高有可能摔伤的时候，会从高台上小心地下来。

■ **互动建议**

教宝宝遵守规则。在宝宝2岁以后可以开始给他制定一些规则，并告知他要遵守。这对规范他的行为非常有帮助。规则要简单、清楚，要对宝宝正面提要求。规则一般包含礼貌、尊重、讲理、不说谎等几条就够了，不宜太多，如"说话声音要小，不影响别人""见到年长者要主动打招呼""在弟弟妹妹面前要谦让""做不说谎的好孩子"等。

向宝宝讲解这些规则，让他理解并遵守。规则和日常活动尽量固定。如果出现变化，提前告诉宝宝。

■ **注意事项**

当宝宝开始自觉地遵守规则的时候，说明他的思考已经进入一个更复杂的阶段。处于"自由状态"，即能够自如地表达自己的情绪和想法的宝宝，更容易培养自觉性。

优秀的孩子是教出来的。这里说的自由发展是科学地引导而非四处设限。世界是他的，不是父母强加给他的。与他一起遵守规则，他才会更明白遵守的含义。

> 开始与成人交流，信任并依赖熟悉的成人。
> 知晓与成人的关系并能够表达出来

■ **表现形式**

通过称呼寻找熟悉的成人，如喊"黎老师""姨父""奶奶"等。

与成人在一起表现得比之前更融洽。例如，可以说出"妈妈、爸爸和我是一家人""你是我的老师，我爱你"。

主动要求见一些人，例如，"我想见奶奶"。

和同龄人在一起的时候，会谈论身边的成人，如"我妈妈是医生""我爸爸是老师"。 有的宝宝甚至可以说"我幼儿园的老师是黎老师"。

■ **互动建议**

制作更复杂的"家庭树"，在之前已经做好的"家庭树"上增加成员。将更多家庭成员的照片收集起来，包括不常见面的亲戚。在已有的"家庭树"上贴上他们的照片，并在此过程中告诉宝宝他们的名字和与宝宝之间的关系。

■ **注意事项**

这个年龄段的宝宝会在某一天突然开始与成人交流，而且发展很快。宝宝长大了，有时俨然像一个大人一样对父母提出要求。这个阶段是培养宝宝礼貌的极好时机。

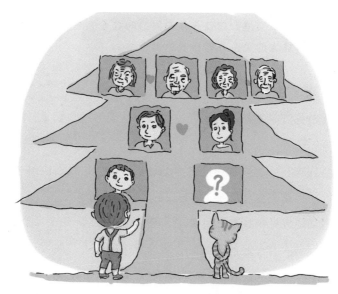

┗▸ 家庭树

■ 表现形式

找自己喜欢的孩子一起玩耍，不断换伙伴。

为了吸引别人的注意，会提高嗓门叫出其他孩子的名字或者大声说话。

在与小朋友发生矛盾时，推人或打人，变得争强好胜。

会喜欢上某个年龄相仿的孩子，并会告诉父母他想和这个孩子玩。

■ 互动建议

鼓励宝宝与其他同龄的小朋友玩耍、说话。父母可以让宝宝与社区的同龄小朋友结伴，互相串门，或与亲戚家的孩子聚会，给宝宝提供交流的机会。最好一周至少安排2或3次，也可以更多。

利用玩具电话让宝宝假想与其他小朋友通话，即使是想象中的交谈也能促进宝宝的语言发展和社交能力的提升。父母可以假装是电话那头的小朋友，和宝宝展开对话。

■ 注意事项

与同龄儿童或者年龄相仿的孩子交往是宝宝必备的经历。孩子之间交流的语言和动作是特别的，那是他们的世界，也是他们互相学习的机会。所以，一定要创造宝宝与其他孩子玩耍的机会，让其从中享受玩耍的乐趣。

幼儿早期发展——促进智能成长

体验和表达各种情绪，
开始意识到自己的行为会对他人产生影响

■ 表现形式

看到妈妈不高兴时，会问："妈妈你生气了吗？"

会表达出"我太高兴了""我不喜欢"之类的感情。

坚持自己做事，比如自己穿衣服，自己背包，拒绝别人的帮助。

挑选自己喜欢的衣服穿，知道打扮自己。

大声说话，希望引起别人的注意。

■ 互动建议

组织一场家庭化装舞会。准备好一些比较夸张的衣物和配饰(奇装异服最好）。每个人都挑选自己喜欢的衣物和配饰，自己打扮好自己。给打扮好的自己起名字，如怪兽、牛仔、熊猫、外星人等。

让宝宝和小伙伴按照顺序用各种姿势亮相，可以跳出来、跑出来或者用其他姿势出来，并同时发出不同的声音。让孩子们相互评价。父母还可以拍一些精彩的照片留做纪念哦。

■ 注意事项

让宝宝学会与其他孩子互相欣赏对方，在化装舞会上相互表扬、鼓励。

当妈妈生气时，宝宝能够感觉到，甚至感到害怕。因此，他会用自己的方法改进自己的行为。父母不要随便对孩子发脾气，甚至打骂，这会影响到宝宝的行为。宝宝会变得逆反，甚至他会慢慢知道怎样对付父母。一旦宝宝出现这样的状况，纠正起来就比较麻烦了。

因此，父母要多与宝宝沟通交流，让宝宝充分了解父母的想法，告诉他怎样做才是好的。父母要鼓励他、引导他，但不要压制他的表现。

与父母分享心情

■ **表现形式**

看到父母来幼儿园接自己会特别高兴。

吃东西时，主动与妈妈分享。

当父母没有满足他饭前吃饼干的愿望时，会故意拿着假想的饼干做出吃的样子。

■ **互动建议**

每天留出时间（一般半个小时）与宝宝进行亲情交流。

告诉宝宝父母有多么爱他，倾听他的话，并及时予以回应。

亲吻、拥抱宝宝，和宝宝一起回忆以前美好而愉快的经历。

■ **注意事项**

宝宝对父母有或轻或重的依恋情结，父母与宝宝的亲情互动可以使这种情结逐渐转化成相互的信任。

亲情交流不仅能加深宝宝与父母之间的亲情，还能很好地提升宝宝的语言能力，增加宝宝掌握的词汇量，帮助宝宝了解事件之间的关系。

表现出控制自己的感情和调节自己行为的能力

■ 表现形式

能花更长时间参加自己喜欢的活动。

有时会任性哭闹或默默生气，或是对父母说"走开"。

能告诉父母想玩耍（不是用动作或者叫喊），并可以通过口头语言约定活动安排。

行为控制能力增强，比如，在被告知某些物品不能触碰时不再触碰它们。

虽然想继续玩耍，但到了吃饭时间可以自觉到餐桌前坐下。

■ 互动建议

经常安排宝宝参加各种活动，并尊重他的时间安排。在玩耍时，让宝宝自己决定玩什么、怎么玩。

可以让他自己选择要穿的衣服。如果选择合适，立即对他的选择表示认可；如果不合适，可以告诉宝宝不合适的理由，并让他再选一件。

在做安排时，让宝宝决定先做什么，后做什么。一旦宝宝确定下来，便要求他遵守。

■ 注意事项

让宝宝自己做主。多给宝宝一些自主选择或者做决定的机会，对提升他的自我调节能力、锻炼他的独立意识非常有效。

当宝宝不再一个人默默生气或者大哭大闹，而是说"走开"时，说明他开始学会处理自己的情绪了。这是因为宝宝知道在父母面前可以自由说出自己的意愿，甚至是一些不太友好的想法，他明白父母能够包容他。这种状态对鼓励宝宝思考和表达、培养宝宝良好的性格非常有益。

宝宝有时会表达一些负面情绪，这是很自然的。如何自我调整、平息、处理这种情绪，才是最重要的。这个过程需要时间和空间，并需要父母的帮助。

积极的自我意识更加明显

■ 表现形式

主动在照片中找到自己，并叫出自己的名字。

在街上认出自己的老师或者熟悉的邻居。

知道自己的性别以及其他人的性别。

常用"我的"，如"我的小汽车""我们家的摩托车"。

■ 互动建议

小游戏：旅行小游记

记录旅行。在去公园或者动物园之前，准备好相机，告诉宝宝，要用相机为这次活动拍照留念。拍下你们遇见的人、有趣的场景和物品，拍下宝宝的各种精彩瞬间，拍照后让宝宝知道照片里都有什么。

回到家里把照片按照时间顺序整理好，然后与宝宝一起复述这趟小小的"旅行"经历，尽量让宝宝复述并仔细回忆"旅行的细节"。比如"我们在公园门口巧遇李叔叔，他带着他的儿子小宝，然后我们看到了一只白色的小狗，后来我们到了人工湖边"。

■ **注意事项**

1岁半以后的宝宝开始逐渐发展自我意识了，并且自我意识会越来越明显。宝宝到了2岁以后，会全方位显现自我意识，总是喜欢用"我"或者"我的"开始表达。与宝宝相关的人、事件、活动都能给宝宝留下深刻的记忆。强化这种记忆可以让宝宝更多地记住整个事件的过程，拥有更完整的记忆。

感官整合能力和感觉运动技能提升

■ **表现形式**

从较高的台子上跳下来。

能玩跷跷板、荡秋千。

在公园里追逐蜻蜓、蝴蝶等小动物。

能自由地骑三轮或两轮车，能倒弯、转弯，速度比较快。

■ **互动建议**

小游戏：顶气球

爸爸、妈妈和宝宝轮流用头部去触碰气球，尽可能将气球顶起而不落地，在游戏过程中最好不要使用手和脚。这个游戏可以锻炼宝宝的空间位置感，也能使宝宝的动作变得更加协调。

带宝宝到安全的地方骑儿童自行车。

到公园看蝴蝶，鼓励宝宝追逐蝴蝶。

■ **注意事项**

训练、训练再训练。宝宝能做出协调的动作是感官整合能力提高和肢体配合的结果，反映的是神经系统的发育状况。各种运动和动作都可以促进神经系统的发育和完善。

■ 表现形式

快速、平稳地走路，奔跑时很少摔倒。

踮起脚尖站立和走路，能单脚站立几秒钟。

倒退着走路不会跌倒。

双脚跳到适合自己的高度。

能提着装有一定重量东西的篮子走路。

■ 互动建议

小游戏："金鸡独立"

妈妈和宝宝面对面站立，妈妈的双手拉着宝宝的双手，一起说"金鸡独立"，然后都把左脚斜着抬起来，单脚站立，完成后换一只脚。妈妈放开宝宝，当说到"金鸡独立"时，妈妈和宝宝同时单脚站立。如此反复数回。宝宝学会单脚站立后，妈妈可以故意左右摇晃宝宝，破坏宝宝的平衡，让宝宝感觉更加好玩。

■ 注意事项

多让宝宝自己走路，不要总是抱着他。锻炼大肌肉的力量，让宝宝的身体更强壮、更结实。大肌肉的健康是发展精细运动的基础，对精细运动的发展有促进作用。

控制小肌肉的能力提高（精细运动能力提高），能完成需要手眼协调的运动

■ 表现形式

完成拼图。

用3~6块（有些宝宝可以用到8块）积木搭建一个城堡。

把积木比较整齐地放回盒里。

能很快地把小球从一只手换到另一只手。

能将水彩笔的笔帽盖上。

■ 互动建议

拼图游戏（可以购买也可以自己制作拼图）：可以拼成各种形状。

将有颜色的卡纸剪成三角形、正方形、长方形，鼓励宝宝用这些形状拼出他熟悉的物品，比如房屋、小船等。

父母尽量让宝宝自己发挥想象力，想象自己要拼出的图案，也可以引导宝宝设想出图案。

■ 注意事项

玩拼图的过程就是手部小肌肉协调工作的过程，训练越多，精细运动发展越好。玩拼图不仅在图形拼接时加深宝宝对图形特征的认识，还能够为宝宝今后学习几何打下最初的基础。

会控制手部的小肌肉

■ 表现形式

用手握住粗一些的笔，控制性地涂鸦，可以画出垂直和水平的线。

扔球时试图击中目标。

能自己解开大纽扣，拉开大拉链。

给娃娃脱衣服或穿衣服。

较快地、一页一页地翻书。

■ 互动建议

设计各种活动锻炼手指尤其是大拇指与其他手指的协调能力。

在较为空旷的地方放上儿童篮球架，鼓励宝宝将球投进去。

给娃娃准备不同的衣服，让宝宝给她们脱下、穿上。

准备直径1.5厘米到2厘米的各色圆球，从一个盒子拿出来，再放到另一个盒子里，同时数数。

给宝宝讲故事时，让他来翻书。

■ 注意事项

宝宝这种控制小肌肉的能力会越来越好，动作也会越来越协调。宝宝可以按照自己的想象画出一些由各种直线组成的画面，有的宝宝还能够画圆（虽然不是真正的圆）。宝宝可以控制拿起和放下小球的速度。

自理能力明显增强

■ 表现形式

口渴了知道要水喝。

自己选择或告诉父母想吃的食物。

可以自己用勺子进食。

当用杯子喝水时，水不会从两边溢出。

可以自己把拉链拉上。

可以自己穿衣服、穿袜子、穿鞋（没有鞋带的鞋）、戴帽子。

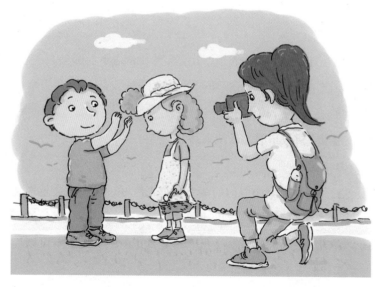

↳ 戴帽子

■ **互动建议**

创造机会，提升宝宝的自理能力。

准备宝宝自己用的小水瓶和小杯子，让宝宝自己倒水、喝水。

给宝宝留够时间，让他在去幼儿园以前练习自己穿衣服和鞋子。

回到家时，让宝宝自己脱下鞋子和衣服，换上家居服。

■ **注意事项**

3岁的宝宝基本上能够自理很多事情了，父母感觉轻松了很多。父母应创造更多的机会让宝宝自己管理自己，锻炼宝宝的生活能力。

宝宝语言越发丰富，与父母的交流更加顺畅。

非常喜欢参与日常活动，精力旺盛

■ **表现形式**

午觉时间缩短，每天只睡一次午觉。

长时间玩耍、奔跑不觉疲倦。

在儿童游乐场兴致很高，不断要求参加各种项目，如乘坐碰碰车、骑旋转木马、玩滑梯、玩沙子等，不知疲倦，停不下来。

■ **互动建议**

制订计划，满足宝宝探索的愿望。定时带宝宝去儿童游乐场，参与符合他年龄段的项目，整个时长控制在2个小时以内。

与宝宝一起骑自行车，看谁最先到达终点，可以让宝宝先行30米，再去追赶他，关键是注意安全。

与宝宝玩小白兔跳跳跳游戏，蹲下、跳起、再蹲下、再跳起，看谁跳的次数多。

让宝宝按时睡觉，保证足够的精力和体力。

■ 注意事项

有时候父母会被宝宝搞得很累，因为他总是停不下来。消耗他的体力可以让他吃得更多、睡得更好，从而形成良性循环。不爱活动的宝宝常常出现其他问题，如肥胖或睡眠差。

父母要学会调节宝宝的作息时间，让宝宝劳逸结合。

> 自己思考，努力完成某件事

■ 表现形式

通过尝试来解决问题，比如，试图自己把T恤衫穿上。

用工具把滚到桌子下的球拿出来。

试图穿爸爸的鞋，觉得有趣。

用遥控器打开电视。

■ 互动建议

父母如果发现宝宝在玩耍和探索的过程中遇到困难或者问题，不要急于干预或帮忙，先耐心观察，让他自己尝试解决问题。父母会发现，原来宝宝是可以自己搞定一些事情的！当宝宝向你表示需要帮助时，告诉他如何做，或者与他一起解决问题。

■ 注意事项

宝宝在长大。父母要学会后退一步，给宝宝留下空间，

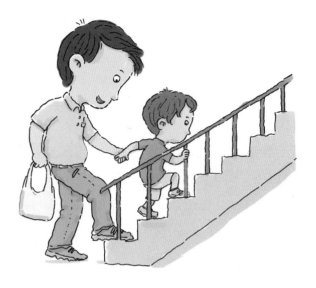

↳ 可以双脚交替上楼梯

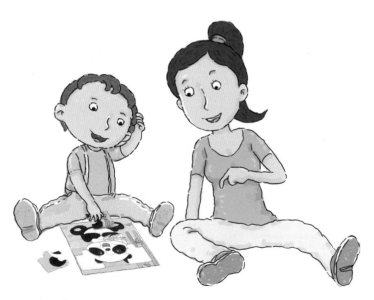

↳ 自己玩拼图

包括解决困难和问题的空间，培养宝宝独立、自信和坚韧的精神。

当宝宝有问题不是立即求助，而是开始自己想办法解决的时候，说明他的综合发展能力又提高了。不要代替他去解决问题，而是告诉他怎样去做，或者与他一起去做。

在我们与宝宝相处的过程中，无论父母用什么样的方法去引导和教育宝宝，都需要永远记住：爱永远是最有效的教育武器，只有爱的教育，才能让宝宝健康快乐地成长。

幼儿期宝宝其他潜能的发展

　　由于神经系统的发育更加健全，宝宝大脑功能得到进一步开发，不但在语言、认知、情感、运动等方面发展得更好，而且道德品行、性格、意志力、注意力等方面也日渐完善或提升。这就向父母和老师提出了更高的要求。在宝宝的心目中，父母、其他抚养人、老师都是他最信任的人，怎样以最有效的交流方式去全方位地开启和发展宝宝的能力，并及时给予正确的引导，让宝宝在这个关键时期健康成长，拥有美好的品德和良好的性格，是父母和老师的责任和教育追求，也是促进早期学习的目的之一。

道德意识的发展

　　宝宝对道德意识最初的认识，是从成人给予他的基本的是非观开始的，如爱和善良、对与错、好与不好、应该与不应该、惩罚的方式和理由等。道德意识完善与宝宝的认知水平和语言能力的提升同步，是随着宝宝其他方面的发育而逐渐形成的。2~3岁是培养宝宝道德意识的一个很关键的时期。

　　宝宝的道德意识形成非一日之功，而是通过判断经历的各种事件后得到的结果而建立的。以下几个方面与孩子道德意识的形成和发展密切相关，父母需重视。

如何帮宝宝建立健康的自信？

美国儿童心理学、精神病学泰斗斯坦利·格林斯潘建立的心理育儿教育理论中最重要的一条就是：健康的自信成就有安全感的孩子，帮孩子获得基本的是非观。

简单地说，健康的自信有助于宝宝在经历一些事情后，在自我"总结"的过程中，分清对与错、好与坏，树立正确的是非观。这也是道德意识的建立过程。父母在这个过程中的引导和对结果的处理直接关系到宝宝自信的建立和道德意识的形成。

举例一：

当宝宝小明与另一个小朋友发生冲突，但还不是肢体冲突的时候，小明在出手反击前可能在想"如果我打了他，他就会哭"，由此可能出现两种结果：一是小明反击时可能不会打他，而只是把他推开；二是小明仍旧打了这个小朋友。此时，如果小明只是推开了小朋友，当父母问小明事由时，他可能说："我想打他，我气坏了，但我没打。"父母要及时对小明表达"没有打那个小朋友是对的"这样的态度。但如果小明出手打了那个小朋友，让小明理解此事的程序就变了。首先要搞清楚打人的缘由，再搞清楚两个小朋友打架的具体场景。无论对错，先出手打人都是不对的，如果是小明先动的手，则必须道歉。但如果是对方先出手，之后小明才出手，父母要根据情况做出中肯的表态，并与对方家长沟通，合理处理此事。无论小明是否做对了，父母首要的任务都是告诉小明怎样做才是对的，而不是上来就呵斥，这对建立自信和事后反省都是非常不利的。

举例二：

当有小朋友把小兰最喜欢的书撕烂了时，小兰一定很想出手打这个小朋友，但同时小兰也可能会想，"打他，可能他爸爸会打我"。所以，小兰可能自己先哭了，或者跑到自己妈妈身边，把妈妈拉过去看被撕烂的书，也有可能小兰会推那位小朋友甚至打那位小朋友。无论什么表现，都说明小兰已经气坏了。父母必须要当着小兰的面，告诉那个小朋友，撕别人的书是不对的，并告诉小兰，没有打人说明她懂道理，她非常棒。但如果小兰打了撕书的小朋友，仍然要让小兰给那位小朋友道歉。有的父母会说，该打就要打，不然以后我们的宝宝容易受人欺负。殊不知，暴力无法彻底解决问题，必须培养宝宝与人和平相处的能力。

宝宝看到妈妈就与妈妈亲热时，如果妈妈还他一个更热情的亲吻，宝宝就知道了一个最简单的道理：我对妈妈好，妈妈就对我好。宝宝把积木整齐地摆放好了，并用眼晴看着父母的时候，一定要及时给予表扬。宝宝就明白了另一个道理：我把事情做好了，爸爸妈妈就高兴。他以后做事时，会尽量做好事，避免做不好的事，宝宝的道德意识就建立起来了。

但当宝宝调皮、做错了事的时候，也要具体分析情况。总体原则：该批评的必须在说明理由后给予批评，避免宝宝今后再犯同样的错误。如果遇到原则问题，则绝不让步。如果宝宝撒谎或者故意欺负身边的小朋友，父母对错误的姑息和迁就，会为孩子以后的行为埋下隐患。

宝宝的试探行为

一开始，对宝宝行为的限制因素主要来自外界环境，宝宝要么还做不了，要么就是不知道怎么做。从2岁开始，随着宝宝语言与认知能力的加速发展，他将根据父母对自己行为所表现出来的态度来判断自己行为的对与错。

我们把这种现象称为试探行为。简单说来，就是宝宝开始试图通过对父母及其他人的试探来判断哪些行为是可以被接受的。这对父母和宝宝来说，都是一个很关键的时刻。

父母对宝宝试探行为所持的态度和给予的回答可能直接影响宝宝的道德意识的形成和发展，这对父母是一个相当严峻的挑战。如果宝宝对父母的试探行为引起了父母的关注，而且得到了一致的回答，宝宝就可能认为这件事情或这种行为就应该这样。但如果这种试探行为从成人那里得到了关注但得到的回答不一致，宝宝可能会不确定自己的行为是否正确，会更加频繁地进行同样的试探。有些父母对宝宝这种反复的试探感到不耐烦、生气，给宝宝的心理造成负面影响。

那么，父母应该怎样处理宝宝的试探行为呢？

对宝宝不断的试探行为适度"放手"可能是比较明智的选择。如果不是原则问题，父母可以先退一步，观察宝宝对自己行为的判断，让宝宝自己去选择。如果是原则问题，就要给他相对正确的答案。在宝宝道德意识的培养过程中，以向善、有爱心、谦让、积极向上、不撒谎等为标准，答案可以不千篇一律。父母要注意的是，对宝宝限制过于严格或对问题的看法太武断、太绝对，有时会毁掉宝宝的自主性和个性。如果宝宝总是刻意避免错误，就可能使他失去创造的勇气和动力。有些事的对错并不是绝对的，我们每个人都是在不断犯错中成长，宝宝也是一样的，要给宝宝犯错的机会。

但我们不主张什么事情都放纵宝宝，任由发展。过于松散、放任自由，容易让宝宝的行为标准陷入混乱，感觉失控，引发焦虑情绪。宝宝反而会脾气大涨，偏离正常的发展轨道。

所以，对宝宝的试探行为要及时应答，尤其是父母都遇到同样的试探行为时，态度一定要一致。

道德意识的内化过程

儿童的道德意识内化是一个复杂的心理活动过程，是社会道德准则被个体掌握的过程，也是儿童的道德认识和道德情感相结合形成道德动机或道德信念的过程。外在的力量可以调和宝宝的内在冲动，逐步规范宝宝的道德意。在2~3岁这个年龄阶段，社会规则或公平正义感还没有在宝宝的意识里被内化，但日常生活中的对与错的原则已经开始逐渐植入宝宝的道德意识中。

内化

所谓内化，是将看、听、想等思维观点经过内证实践，领悟出具有客观价值的认知体系。简单地说，就是宝宝将看到的、听到的、想到的以及从父母那里接收来的是非论断或者结论，经过自身内在的理解消化后，形成的对事物的判断标准。内化通过同化和顺应两种机制来实现。

详细地讲，内化就是在思想观点上与他人的思想观点相一致，自己所认同的新的思想和自己原有的观点、信念结合在一起，最后构成一个统一的态度体系。由于这种态度体系将是持久的，并终将成为宝宝人格的一部分，所以，父母和老师需要做的最重要的一件事，就是帮助宝宝成功完成内化，使其获得符合社会认同的道德意识。

内化最早由以杜尔克海姆等人为代表的法国社会派提出，后来法国著名心理学家让内，瑞士著名儿童心理学家皮亚杰，苏联心理学家维果茨基、列昂节夫等人分别在儿童的社会化、儿童的思维发展、儿童的智力发展等方面对内化现象进行了较深入的研究，并赋予了内化不同的含义。内化发生在4~5岁。但是，4~5岁之前的情感发育和成人对孩子行为做出的肯定与否定的态度，决定了孩子在4~5岁这个阶段道德内化的成功程度。因此，2~3岁是内化发生的预备期。

到了5岁时，宝宝的内化过程已经很明显地展示出来，或者说，5~6岁时，宝宝的内化基本完成。而要成功地在这个年龄阶段完成内化，则需要之前的情感发育过程中所接收到的信息。如果宝宝能够将自己信赖的成人的形象内化，那么这种内化能力可以给予宝宝安全感和自信心。可以这样说，对某个很重要的成人的爱或者信任、崇拜，是他形成自我行为控制的主要动力（照着做或学着做）。而这个成人，大多是爸爸妈妈，或者与宝宝相处时间长的成人。可见，宝宝身边最亲近的人的行为和他在孩子眼中的形象将会极大地影响宝宝的成长，尤其会影响宝宝最终人格的形成。

处理宝宝的错误

宝宝开始对自己的错误行为进行解释，表明宝宝活跃的想象力开始发挥作用了。比如，当宝宝第一次说谎时，父母要及时处理，但不能粗暴地斥责或者打骂。最好的做法是父母首先冷静下来，就事论事与宝宝交谈，目的是让宝宝通过与父母的交流明白为什么不能说谎，说谎为什么不对。同时，父母要让宝宝参与到纠正错误的过程中来，以问答的方式完成完整的对话交流，切不可是非不分，疾言厉色。

宝宝有时也抱有嫉妒心理。比如，他不满比他小的小朋友得到更多的东西或者得到更多的关注，他可能会抢小宝宝的东西，或者动手打小宝宝。此时，批评是必需的，但父母要讲清道理，一定要让宝宝明白错在了哪里。

单纯的同情心

简单地说，同情心是对他人"苦难"的移情反应。同情心与生俱来，一般在2岁时开始出现。这个年龄段的宝宝还不能从他人的角度去想问题，而是会用最简单的标准判断。比如，当宝宝评判另一个宝宝并赋予他同情心时，他可能想到的是这个小朋友是否得到一样的待遇（如别人得到了巧克力，这个小朋友没得到就哭了），这个小朋友哭了（他爸爸打了他），他很疼（跌倒受伤），他很冷（看到衣衫褴褛的孩子），等等。

这个阶段的宝宝尚不具备同时关注一种情况的多个方面的能力，因此对他们而言，无论什么情况，公平都是指平等的待遇，虽然宝宝并不清楚公平和平等的含义。当大家都得到了玩

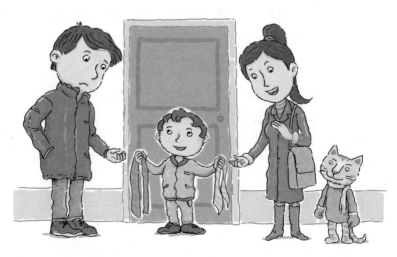

↳ 向他人表达情感

具，只有一个小朋友没有时，宝宝就会想为什么这个小朋友没有。当宝宝发现另一个宝宝没有得到平等的待遇时就会产生单纯的同情心。同情心作为道德意识的早期表现，需要父母给予一定的引导。

还有一个概念叫同理心。同理心不同于同情心。同理心可以形容为将心比心，即将别人的感受转移到自己身上的一种联想，或者叫作换位思考。同理心是后天逐渐获得的一种心理状态，比同情心出现要晚，大约在4岁以后出现，并不断得到强化。同理心被认为是情商中一个重要的组成部分，将发展成为为别人的成功高兴、对人的怜悯和同情，也是让宝宝从心理和行为两方面保持善良的基础。

注意的发展

注意是人的心理活动集中于一定的人或物的过程，是认识过程的开始。注意可分为无意注意和有意注意。无意注意是自然发生的，不需要任何努力。有意注意是自觉的、有目的的注意，需要一定的努力。两者在一定条件下可以相互转化。

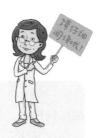

萌 医 生 课 堂

注意的发生

婴幼儿注意的发生表现在开始能比较集中地注意某一个新鲜事物，但很不稳定，以无意注意为主，主要是对周围事物、对别人的谈话、对事物的变化等方面的无意注意。

1~3岁之间，宝宝能集中注意力的时间逐渐增长，1岁半的儿童对有兴趣的事物只能集中注意力5~8分钟，1岁9个月能集中注意力8~10分钟，2岁能集中注意力10~12分钟，2岁半能集中注意力10~20分钟。宝宝能投入注意力的事物逐渐增多，范围也越来越广，比如，能注意自己和周围人们的活动。由于大脑神经系统抑制能力和第二信号系统的发展，注意转移能力和注意分配能力也有较大发展，但仍不大成熟。将近3岁时，有意注意开始真正出现。

培养宝宝的注意力也需要父母的配合。在宝宝专心做某件事或者关注某件事、某个现象时，尽量不要打断他。例如，在给宝宝讲故事的时候，最好将一个故事根据长短和情节，分成几个段落讲。宝宝长大一些后，注意时间延长，可以将故事一次性讲完，让宝宝听到具备连续性和完整性的故事。这样既锻炼注意力，又培养了宝宝的逻辑思维能力。

个性和性格的发展

　　人们喜欢说，"这个孩子很有个性"。什么是个性？简单地说，个性是一个人在处理环境关系时与他人不同的习惯、行为方式和某种倾向性，这些反映出来的是比较稳定的各种心理特征的总和，包括思维方式、情绪反应和行为风格等。由于每个人成长的环境和具备的遗传特征不同，故表现出不同的心理特点，存在不同的个性特征。

　　个性从一个人的兴趣、能力、性格、气质等方面表现出来。个性中最重要的两个方面：一个是性格——是心理特征的反映，性格是在后天生活环境中形成的心理特征，性格一旦形成就具有相对稳定性；另一个是能力——行事特点。可以说，个性品质在长大后的个人成就中起主导及决定作用。

　　在婴儿期，当生理需要（如吃奶、拥抱等）得到及时满足时，宝宝就产生信赖感；而基本生理需要得不到满足时，宝宝就开始产生对"人"和"世界"的不信任感和源于自身的不安全感。所以，婴儿期宝宝是通过满足基本需求实现性格形成的最重要的第一步——安全感。

　　幼儿期的宝宝已经具备了一定的生活自理能力，能听懂大部分生活中的语言，并能够在一定程度上表达自己的意愿。此阶段的个性培养中，自我实现是最重要的部分。当自我实现得到满足和适当鼓励时，宝宝便产生自信，自信又促进独立能力的提升，宝宝的自主性就得到了发展。但若父母与宝宝交流不当，就可能损伤宝宝的自信，使他的独立能力养成受阻，限制自主性的发展，宝宝容易产生困惑和不解，进而影响性格的形成。

在儿童性格形成过程中，外界环境（家庭环境、社会环境、视觉与听觉环境、父母的言行等）起着关键性的作用，特别是父母与宝宝的交流方式和使用的教育方法，极大地影响儿童性格的形成。请父母注意对儿童个性形成影响最大的三个方面。

营造民主和谐的家庭氛围

如果父母的态度是民主的，与宝宝的交流互动是通畅的，交流的气氛是和谐的，宝宝就比较容易形成独立自信、勇敢、友善、团结而且勤思爱学的良好性格。

如果父母对宝宝的限制既多又严厉，并且经常打骂，宝宝就容易变得冷酷无情、倔强顽固，甚至缺乏自信与自尊。

而如果父母过于溺爱，宝宝就可能很任性，以自我为中心，缺乏独立与协同精神，情绪不稳，容易发怒。

如果父母对宝宝过度保护，宝宝就会显得沉默寡言、胆小怕事，做事比较被动依赖、不善思考，缺乏社交能力。

如果父母在对待宝宝的问题上总是产生分歧，意见不一致，宝宝就会变得警惕性很高，两面讨好，容易说谎，当面一套，背后一套，投机取巧，缺乏真诚。

如果父母总是要宝宝听话，他就学会了顺从和依赖，最终缺乏独立性，没有自信，甚至唯唯诺诺，没有主见。

如果父母总是对宝宝说好听的，喜欢看到宝宝的"成功"，不断给予过分赞扬，宝宝就会投机取巧，选择容易的事情获得"成功"，赢得父母的表扬，进而难以养成勇往直前、不断探索、好学取进的精神。

可见，父母是孩子的第一任老师，此话不假。父母自身的修养和学识是"暗中帮手"，父母对事物的认识和生活态度对孩子性格的形成起着潜移默化的作用，父母诚信和说话算数让孩子建立自信和养成同样的做事风格。这些对日后的性格固化埋下种子。因此，父母要时刻以身作则，乐观、积极地与宝宝度过每一天。

从基本的道德和原则出发

很多父母在与自己的孩子互动的过程中，常常表现出疑惑。尤其是当孩子已经能够听懂很多话，说出自己的想法后，父母反而在处理有些问题时不知所措，不知道怎样做才是对的。因此，父母之间要达成一致，不要在孩子面前经常表现出分歧。在遇到某些不是一句话就能说明白的事情时，不要立即给答案，而是与孩子一起讨论，得出一致的意见。

达成一致意见的标准，就是从基本的道德和原则出发。常识、常理、真情实感这些就是在讨论时需要遵循的基本道德标准。教会宝宝懂得爱（我是爱你们的），懂得谦让（你先来，大的给你），懂得尊敬（见人主动问好并微笑），建立自信（我能行，我来试试），敢作敢为、敢担当（我做的；这样不行，重新来；我做错了，下次改正）。

对一些公认的不能做的事，甚至错误的事，比如说谎，父母必须在发现的那一刻立即制止，还可适当地给予惩罚，不留后患。发现宝宝对他人不尊重时，要在发现的第一时间与宝宝谈心，让宝宝懂得相互尊重。发现宝宝出现歧视他人的倾向时（嫌弃"穷"孩子、炫耀自己的玩具、把父母进行比较），要充分与宝宝交流这样做的坏处，不能听之任之。当然要注意讲究方式和方法，讲清道理，不能让宝宝产生逆反心理。

正确运用"家长权威"

从婴儿期开始，宝宝的情绪和情感就已经开始发展了。到了幼儿期，宝宝的认知、语言、情感、社交等都发展到了一定的水平。如何让自己成为宝宝心目中合格的父亲、母亲，让宝宝既依赖又信赖？这就需要了解如何正确使用"家长权威"。

"家长权威"首先是来自父母自身的日常行为、语言以及对事情的态度。言传身教，讲的就是父母对孩子的影响。孩子会在与父母的相处中受到熏陶。有爱心的父母，子女必有爱心；父母说话讲理、行为得当，子女自然也不骄横；父母爱读书、爱思考、勤交流，子女也会爱学习、懂道理。

家教是在家的教育，是父母的言传身教。父母不但要对宝宝严格要求，给他讲道理，帮助他建立自律和自信，而且在宝宝心目中还要有亲切感和权威性。

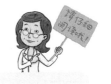

正确运用"家长权威"

保持一致性：父母和其他家人对宝宝的要求、态度、言行、教育方法应基本一致；不宜任意对宝宝做出不能兑现的承诺，否则与教宝宝说谎没有区别；如果答应的事情因为有些原因不能实现，必须提前对宝宝说明白；父母间的争论不应该影响最终结论。

坚持原则，讲究方法：当父母没有满足宝宝的某种愿望时，他可能故意打翻牛奶杯，表示不满。此时，要巧妙地告诉他，牛奶杯被他打翻了，但饭还是必须吃，先把牛奶杯捡起来，放到洗碗槽里。等吃完饭，心平气和地让他知道，你已经识破了他的小伎俩，并明确指出这种行为是不对的。围绕宝宝的情绪试着给出"何事""何时""为什么"这样的问题，让宝宝回忆自己产生负面情绪的过程。宝宝在回答这些问题时，也是自我反思的过程。然后，给予他一点小惩罚，如暂时剥夺他看动画片的权利。还要让宝宝知道，守规矩的确很难，克制自己也很难，妈妈爸爸愿意同他一起守规矩，克制自己。最后，警示他下次不能再犯了。

要有预见性：要预见迁就给宝宝带来的后果。妥善放置易碎物品，如花瓶，防止宝宝因发脾气或其他原因摔碎花瓶，发生意外；在宝宝行为形成中，如果一些活动日程或内容出现变化，父母在变化前或变化时应告诉宝宝，让宝宝与你们形成一种默契，适应变化，预防宝宝出现负面情绪。

以身作则：孩子好与不好的行为都是通过学习获得的。因此，孩子的教育过程应该是有目的的、积极的学习过程。父母每天在孩子身边，要做好榜样，可以减少宝宝接触和学习不良行为的机会，降低宝宝出现其他不良行为的概率。

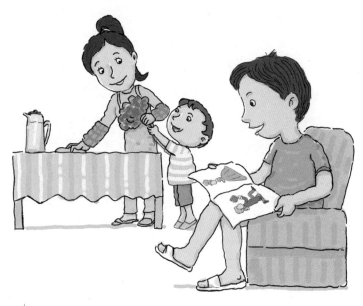

　↳ 父母的行为影响宝宝

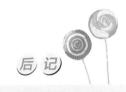

后 记

　　《萌医生科学孕育在家庭》一套三册，历经5年的写作、修改，在四川大学出版社的鼎力相助下，终于与读者见面了。

　　做科普是我年轻时就立下的心愿。虽已出版过几本育儿科普读物，但这一套科普著作意义不同寻常，整整5年，她伴随着我身体康复和心路跌宕的历程，与我共度时艰，追逐梦想，在黎明时同看初升的太阳，日落时共浴柔和的灯光。

　　希望你们喜欢上这套书的原因，是因为她带给你们的可读性、实用性和有效性，从书中能找到你们想获得的知识和问题的答案，或者，得到一些启发。在我创办的公益公众号"萌知道"中，还会不断补充和完善这套书中涉及的内容，回答读者提出的问题。

　　能与你们一起，陪伴你们的宝贝成长，是这套书最大的成功，也是我最大的喜悦。

毛萌

2019-12-25

主要参考资料

[1] The Massachusetts Association for the Education of Young Children. Massachusetts Early Learning Guidelines for Infants and Toddlers[Z]. 2010.

[2] Robert M. Kliegman, Bonita F. Stanton, Joseph W. St. Geme Ⅲ, et al. Nelson Textbook of Pediatrics[M]. 19th ed.Philadelphia：Saunders, 2011.

[3] American Academy of Pediatrics. Caring for Your Baby and Young Child: Birth to Age 5 [M]. 6th Revised ed. New York: Bantam Books, 2014.

[4] 毛萌.儿科学[M].北京：高等教育出版社，2007.

[5] 中华医学会儿科学分会儿童保健学组，中华医学会围产医学分会，中国营养学会妇幼营养分会，等.母乳喂养促进策略指南（2018版）[J].中华儿科杂志，2018，56（4）：261-266.

[6] 李梦晨.服用抗癫痫药的妇女分娩的孩子残疾率高[J]. 国外医学（社会医学分册），2005，22（1）：42-43.

[7] 让蔚清，刘烈刚.妇幼营养学[M].北京：人民卫生出版社，2014.

[8] 卫生部.儿童喂养与营养指导技术规范. http://www.gov. cn/zwgk/2012-05/02/content_2128078.htm.

[9] Michele Hakakha, Ari Brown. Expecting 411: Clear Answers & Smart advice for Your Pregnancy[M]. Austin:Windsor Peak Press, 2010.

[10] Berthold Koletzko.临床儿科营养[M].2版.王卫平,主译.北京：人民卫生出版社，2016.

[11] 黎海芪.实用儿童保健学[M].北京：人民卫生出版社，2016.

[12] 毛萌，李廷玉.儿童保健学[M].3版.北京：人民卫生出版社，2014.

[13] 毛萌.儿科专科医师规范化培训教材：儿童保健学分册[M].北京：人民卫生出版社，2017.

[14] Reginald C.Tsang, Ricardo Uauy, Berthold Koletzko, et al.早产儿营养:基础与实践指南[M].姚裕家，母得志，杨凡，主译.北京：人民卫生出版社,2008.

[15] 《中华儿科杂志》编辑委员会，中华医学会儿科学分会儿童保健学组，中华医学会儿科学分会新生儿学组.早产、低出生体重儿出院后喂养建议[J].中华儿科杂志，2016，54（1）：6-12.

[16] 《中华儿科杂志》编辑委员会，中华医学会儿科学分会儿童保健学组.中国儿童体格生长评价建议[J].中华儿科杂志，2015，53（12）：887-892.

[17] 斯坦利·格林斯潘，南希·布鲁斯劳·刘易斯.格林斯潘心

理育儿：0~5岁[M].孙春晨译.北京：华夏出版社，2014.

[18] 韦小满.特殊儿童心理评估[M].北京：华夏出版社，2006.

[19] 金星明，静进.发育与行为儿科学[M].北京：人民卫生出版社，2014.

[20] 黄静，毛萌，杨慧明，等.早产儿在婴幼儿时期智能发育和气质行为的队列研究[J].中华临床医师杂志(电子版)，2013，7(22)：10074-10078.

[21] Doyle L W，Anderson P J, Battin M, et al. Long term follow up of high risk children: who, why and how? [J]. BMC Pediatrics, 2014(14):279-293.

[22] Sharma P K, Sankar M J, Sapra S, et al.Growth and neurosensory outcomes of preterm very low birth weight infants at 18 months of corrected age[J]. Indian J Pediatr, 2011, 78(12)：1485–1490.

[23] Walker K, Holland A J A, Halliday R. Which high-risk infants should we follow-up and how should we do it? [J]. Journal of Paediatrics and Child Health, 2012, 48(9): 789–793

[24] Spittle A J, Boyd R N, Inder T E, et al.Predicting motor development in very preterm infants at 12 months' corrected age: the role of qualitative magnetic resonance imaging and general movements assessments[J]. Pediatrics, 2009, 123(2): 512-517.

[25] Spittle A J, Spencer-Smith M M, Eeles A L, et al. Does the Bayley-III Motor Scale at 2 years predict motor outcome at 4 years

in very preterm children? [J]. Developmental Medicine & Child Neurology, 2013, 55(5): 448-452.

[26] Klein V C, Rocha L C, Martinez F E, et al. Temperament and behavior problems in toddlers born preterm and very low birth weight[J]. Spanish Journal of Psychology, 2013(16): e18, 1-9.

[27] 斯泰拉·切斯，亚历山大·托马斯. 气质论[M].谭碧云，译.上海：上海社会科学院出版社，2017.

[28] 王枬.教育的意境[M].合肥：安徽教育出版社，2008.

[29] 丹·沙利文，凯瑟琳·野村.一生的成长法则[M].于继革，译.北京：中信出版社，2007.

[30] 中华医学会儿科学分会儿童保健学组，《中华儿科杂志》编辑委员会.儿童微量营养素缺乏防治建议[J].中华儿科杂志，2010，48（7）：502-509.

[31] 罗双红，舒敏，温杨，等.中国0至5岁儿童病因不明急性发热诊断和处理若干问题循证指南(标准版)[J].中国循证儿科杂志，2016，11（2）：81-96.

[32] 中华医学会耳鼻咽喉头颈外科学分会小儿学组.中国儿童气管支气管异物诊断与治疗专家共识[J].中华耳鼻咽喉头颈外科杂志，2018，53（5）：325-338.

[33] World Health Organization. Pocket book of hospital care for children: guidelines for the management of common childhood illnesses [Z]. 2nd ed. 2013

[34] FDA.http: / /www.accessdata. fda. gov /scripts /cder / drugsatfda /index. cfm? fuseaction.

主要参考资料

[35] 中华医学会儿科学分会免疫学组，中华医学会儿科学分会儿童保健学组，中华医学会儿科学分会消化学组，等. 中国婴幼儿牛奶蛋白过敏诊治循证建议[J]. 中华儿科杂志，2013，51（3）：183-186.

[36] 王媛，庞文英，邓欣. 小儿烫伤的家庭急救[J]. 中华综合临床医学杂志，2003，5（1）：75.

[37] 刘筱英.儿童烫伤的家庭护理与预防[J]. 家庭医学（下），2016（4）：60-61.

[38] 徐幼. 你的孩子安全吗——耳鼻咽喉头颈外科专家告诉你儿童异物伤害那些事儿[M]. 成都：四川科学技术出版社，2018.